Knochenmarktransplantation

Mit freundlicher Empfehlung

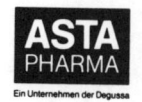

ASTA Pharma AG
Postfach 10 01 05
6000 Frankfurt 1

U. W. Schaefer, D. W. Beelen
unter Mitarbeit von J. Neuser

Knochenmarktransplantation

Mit 14 Abbildungen und 13 Tabellen

KARGER

Basel · München · Paris · London · New York · New Delhi · Bangkok · Singapore · Tokyo · Sydney

Prof. Dr. med. Ulrich W. Schaefer,
Direktor der Klinik und Poliklinik für Knochenmarktransplantation,
Universitätsklinikum (GHS) Essen, Hufelandstraße 55, D-4300 Essen

Dr. med. Dietrich W. Beelen,
Oberarzt der Klinik und Poliklinik für Knochenmarktransplantation,
Universitätsklinikum (GHS) Essen, Hufelandstraße 55, D-4300 Essen

unter Mitarbeit von
Priv.-Doz. Dr. med. Dipl.-Psych. Jürgen Neuser,
Institut für Medizinische Psychologie,
Universitätsklinikum (GHS) Essen, Virchowstraße 171, D-4300 Essen

Dosierungsangaben von Medikamenten
Autoren und Verlag haben alle Anstrengungen unternommen, um sicherzustellen, daß Auswahl und
Dosierungsangaben von Medikamenten im vorliegenden Text mit den aktuellen Vorschriften und der
Praxis übereinstimmen. Trotzdem muß der Leser im Hinblick auf den Stand der Forschung, Änderungen staatlicher Gesetzgebungen und den ununterbrochenen Strom neuer Forschungsergebnisse bezüglich Medikamentenwirkung und Nebenwirkungen darauf aufmerksam gemacht werden, daß unbedingt
bei jedem Medikament der Packungsprospekt konsultiert werden muß, um mögliche Änderungen im
Hinblick auf Indikation und Dosis nicht zu übersehen. Gleiches gilt für spezielle Warnungen und
Vorsichtsmaßnahmen. Ganz besonders gilt dieser Hinweis für empfohlene neue und/oder nur selten
gebrauchte Wirkstoffe.

Alle Rechte vorbehalten.
Ohne schriftliche Genehmigung des Verlags dürfen diese Publikationen oder Teile daraus nicht in
andere Sprachen übersetzt oder in irgendeiner Form mit mechanischen oder elektronischen Mitteln
(einschließlich Fotokopie, Tonaufnahme und Mikrokopie) reproduziert oder auf einem Datenträger
oder einem Computersystem gespeichert werden.

© Copyright 1989 by S. Karger GmbH, Postfach, D-8034 Germering/München und
S. Karger AG, Postfach, CH-4009 Basel (Schweiz)
Printed in Germany by Mühlberger GmbH, D-8906 Gersthofen
ISBN 3-8055-5051-0

Inhaltsverzeichnis

1.	Abkürzungen	1
2.	Einführung	2
2.1	Experimentelle Vorgeschichte	2
2.2	Erste klinische Versuche	4
3.	Immunologische Aspekte der Knochenmarktransplantation	6
3.1	Der Haupthistokompatibilitätskomplex	7
3.2	Die Transplantatabstoßung	15
3.3	Die Transplantat-gegen-Wirt-Reaktion	18
3.4	Die Immunrekonstitution	23
4.	Konditionierungstherapie	27
5.	Technik der Markentnahme	30
6.	Klinischer Verlauf nach Knochenmarktransplantation	33
6.1	Supportive Maßnahmen	33
6.2	Gnotobiotische Maßnahmen	35
6.3	Komplikationen	37

7. Indikationen und klinische Resultate 39

7.1	Panmyelopathie	39
7.1.1	Vorbereitende Maßnahmen.	41
7.1.2	Konditionierung und Transplantation	42
7.1.3	Klinische Ergebnisse	43
7.2	Leukämien	46
7.2.1	Akute myeloische Leukämie	47
7.2.2	Akute lymphatische Leukämie	50
7.2.3	Chronische myeloische Leukämie	55
7.3	Schwere kombinierte Immundefizienz	58
7.4	Seltene und experimentelle Indikationen	61

8. Wesentliche Probleme der Knochenmarktransplantation 63

8.1	Frühtoxizität	63
8.2	Spättoxizität	65
8.3	Infektiöse Komplikationen	68
8.4	Interstitielle Pneumonie	73
8.5	Transplantat-gegen-Wirt-Reaktion	78
8.5.1	Akute Transplantat-gegen-Wirt-Reaktion	78
8.5.2	Chronische Transplantat-gegen-Wirt-Reaktion	89
8.6	Leukämische Rezidive nach Knochenmarktransplantation	93

9. Psychosoziale Probleme bei Knochenmarktransplantation 98

9.1	Psychosoziale Probleme von Knochenmarktransplantations-Patienten	98
9.2	Psychosoziale Probleme von Knochenmarkspendern	102
9.3	Psychosoziale Probleme von Angehörigen	103
9.4	Psychosoziale Probleme des Behandlungsteams	104
9.5	Wenn Patienten sterben	105

10.	**Nachsorge nach allogener Knochenmarktransplantation**	107
10.1	Kontrolluntersuchungen	111
11.	**Autologe Knochenmarktransplantation**	112
11.1	Technik der autologen Transplantation	118
11.2	Erste klinische Resultate der autologen Transplantation.	121
12.	**Ausblick**	126
13.	**Empfehlungen zur HLA-Typisierung und MLC-Testung**	127
14.	**Anschriften**	129
15.	**Literatur**	133

Vorwort

Nach Angaben der «International Bone Marrow Transplant Registry» in Milwaukee/USA wurden weltweit bisher über 22 000 Knochenmarktransplantationen durchgeführt. Während die Knochenmarktransplantation anfänglich meist als Therapie letzter Wahl angesehen wurde, hat sie jetzt bei einer Reihe von Erkrankungen des blutbildenden Systems einen festumrissenen Platz in frühen Krankheitsstadien.
Trotz der wachsenden Bedeutung der Knochenmarktransplantation fehlt im deutschen Sprachraum immer noch ein Kompendium, das Grundlagen und Praxis darstellt und auch Hinweise für das ärztliche Vorgehen vor und nach Transplantation gibt.
Die Autoren versuchen diese Lücke zu schließen; sie greifen auf langjährige eigene Erfahrung zurück.
Widmen möchten wir das Büchlein den zahlreichen Mitgliedern des Teams, die mit großem unermüdlichen Einsatz geholfen haben, daß ein Experiment zu einer etablierten erfolgreichen Therapieform weiterentwickelt werden konnte.

Juni 1989

Ulrich W. Schaefer *Dietrich W. Beelen*

1. Abkürzungen

ALL	=	Akute lymphatische Leukämie
ALS	=	Antilymphozytenserum
AML	=	Akute myeloische Leukämie
ATG	=	Antithymozytenglobulin
AUL	=	Akute undifferenzierte Leukämie
B-ALL	=	ALL vom Burkitt-Typ
BMFT	=	Bundesministerium für Forschung und Technologie
CML	=	Chronische myeloische Leukämie
CMV	=	Cytomegalievirus
CR	=	Vollremission
DFS	=	«disease free survival»
EBMT	=	European Cooperative Group for Bone Marrow Transplantation
FAB	=	«French-American-British» (Unterteilung bei AML/ALL)
FUO	=	Fieber unbekannter Ursache
GvHD	=	«graft versus host disease»
GvHR	=	«graft versus host reaction»
GvLR	=	«graft versus leukemia reaction»
HLA	=	«human leukocyte antigen system A»
HSV	=	Herpes-simplex-Virus
HVGR	=	«host versus graft reaction»
IBMTR	=	International Bone Marrow Transplant Registry
IP	=	Interstitielle Pneumonie
KMT	=	Knochenmarktransplantation
MHC	=	«major histocompatibility complex»
MLC	=	«mixed lymphocyte culture»
NK	=	«natural killer»-(Zellen)
SAA	=	«severe aplastic anemia»
SCID	=	«severe combined immune deficiency»
VOD	=	«veno-occlusive disease»
VZV	=	Varicella-Zoster-Virus

2. Einführung

2.1 Experimentelle Vorgeschichte

Die Geschichte der Knochenmarktransplantation ist erst wenige Jahrzehnte alt. Zwar hatten Ärzte um die Jahrhundertwende bereits versucht, durch orale Gabe von roher oder gekochter tierischer Milz Bluterkrankungen zu behandeln, auch ist ein Versuch, die aplastische Anämie durch intravenöse Injektion von Knochenmarkzellen einer blutgruppengleichen Person zu beeinflussen, bereits 1939 publiziert worden, doch wurden grundlegende Tierversuche erst in den 50er Jahren durchgeführt, und zwar durch die Arbeitsgruppen um *Jacobson* und *Lorenz*. In diesen Versuchen ließ sich zeigen, daß Nagetiere vor dem Strahlentod nach Ganzkörperexposition geschützt werden konnten, wenn den Tieren parenteral Milzzellen oder Knochenmark von syngenen Tieren verabreicht wurden. Eine Zeitlang war umstritten, ob dieser Schutz durch humorale oder zelluläre Faktoren bedingt war. Während *Lorenz* an Radioprotektion durch einen humoralen Faktor glaubte, waren *Cole* und später *Alpen* sowie *Baum* Vertreter der Zellersatztheorie, die dann durch entsprechende Experimente an bestrahlten Mäusen oder Hunden untermauert werden konnte.

Schon bei diesen frühen Experimenten fiel auf, daß zwar genetisch identische Zellen aus Milz und Knochenmark endgültig vor dem Strahlentod schützten, aber Tiere, die genetisch differentes Zellmaterial erhalten hatten, nach vorübergehender Besserung des Strahlensyndroms schließlich doch verstarben. In den folgenden Jahren wurde das bemerkenswerte biologische Phänomen, daß nach hochdosierter Ganzkörperbestrahlung die zerstörte Hämatopoese durch Infusion von wenigen blutbildenden Vorläuferzellen aus Knochenmark oder Milz ersetzt werden kann, von vielen Autoren untersucht und beschrieben. *Ford* führte 1956 den Begriff «radiation chimera» ein, um den Zustand, daß nach Ganzkörperbestrahlung und Gabe von Knochenmark in einem Tier die Hämatopoese eines anderen Tieres dauerhaft vorhanden ist, zu charakterisieren. Die Chimäre der griechischen Mythologie war ein Wesen, dessen Körper aus Teilen von Löwe, Ziegenbock und Schlange bestand. In der Medizin symbolisiert die Chimäre das Nebeneinander von Zellpopulationen verschiedener Individuen innerhalb eines Organismus. Natürlicherweise gibt es gelegentlich bei zweieiigen Zwillingen einen hämatopoetischen Chimärismus, wenn es in der Fetalzeit durch Gefäßanastomosen zu einem Austausch der individuellen blutbildenden Zellen gekommen ist. Normalerweise sind genetisch differente Individuen immunologisch nicht tolerant zueinander. Bei Knochenmarktransplantation ist ein hämatopoetischer Chimärismus nur zu erzielen, wenn zuvor eine starke immunsuppressive Behandlung, wie z. B. eine Ganzkörperbestrahlung, erfolgt. Allerdings zeigten die Tierexperimente der 50er Jahre bereits, daß man durch genetisch differentes Knochenmark nicht in jedem Fall den radiogenen Tod nach Ganzkörperbestrahlung verhindern konnte. Häufig kam es trotz hämatopoetischer Restitution zu einem sekundären Krankheitssyndrom, das «secondary disease», «runt disease», «wasting disease» genannt wurde. Besonders die eingehenden Tierversuche von *van Bekkum* und seiner Arbeitsgruppe in Rijswijk (Holland) haben zum Verständnis der komplexen biologischen Reaktion nach Ganzkörperbestrahlung und Knochenmarktransplantation beigetragen. Man lernte die radiogene Ersterkrankung von den immunologischen Nebenwirkungen der Knochenmarktransplantation abzugrenzen. Wie man heute weiß, sind zwei verschiedene Immunreaktionen zu unterscheiden, die Wirt-gegen-Transplantat-Reaktion (host versus graft reaction) sowie die Transplantat-gegen-Wirt-Reaktion (graft versus host reaction, GvHD). Die Zweiterkrankung nach Transplantation von hämatopoetischen Zellen auf einen durch Ganzkörperbestrahlung vorbehandelten Empfänger ist Folge der Transplant-gegen-Wirt-Reaktion, bei der die immunkompetenten Zellen im Transplantat sich aggressiv gegen den Empfängerorganismus wenden. Zu erwarten sind derartige Abwehrreaktionen, wenn Spender und Empfänger genetisch different sind. Gehören Spender und Empfänger der gleichen Spezies an, spricht man von allogener Transplantation, bei verschiedenen Spezies handelt es sich um eine xenogene Situation. Sind Donor und Rezipient ein und dieselbe Person (autologe Transplantation) oder genetisch identische Individuen, z. B. eineiige Zwillinge (syngene Transplantation), so fehlen immunologische Abwehrreaktionen.

2.2 Erste klinische Versuche

Nachdem in Tierversuchen die experimentelle Basis gelegt war, begann man Ende der 50er Jahre, die gewonnenen Erkenntnisse bei der Behandlung von lebensbedrohlichen Blutbildungsstörungen des Menschen anzuwenden. Anlaß war ein Reaktorunfall in Jugoslawien. Sechs exponierte Personen wurden nach Paris geflogen und dort von einem französisch-jugoslawischen Ärzteteam, das von *Jammet* und *Mathé* geleitet wurde, behandelt. Fünf Patienten erhielten eine Knochenmarktransplantation von Blutgruppen-identischen Spendern, vier Patienten überlebten, einer verstarb. Bei einigen der überlebenden Patienten gab es gewisse Hinweise für eine vorübergehende Funktion des Transplantats, doch blieb der Wert der Knochenmarktransplantation letztlich unklar.

Im Jahre 1970 stellte *Bortin* in einer Übersicht die Ergebnisse von 203 zwischen 1950 und 1962 publizierten Knochenmarktransplantationen dar. Die Resultate waren wenig ermutigend: Von den 203 Patienten lebten 152 zum Zeitpunkt des jeweiligen Fallberichtes nicht mehr; bei wenigstens 125 konnte kein Anwachsen des Transplantats erreicht werden; nur in 11 Fällen war ein Chimärismus nachgewiesen, und nur drei lebten bei Erscheinen der Übersichtsarbeit von *Bortin*.

Bis Ende der 60er Jahre wurde der Knochenmarktransplantation dann wenig Beachtung geschenkt. Erst als die Bedeutung der Histokompatibilitätstestung erkannt wurde, begann in den 70er Jahren die moderne Ära der Knochenmarktransplantation. Als Spender wurden vorzugsweise Familienangehörige der Patienten gewählt, deren periphere Blutzellen bei Typisierung mit zytotoxischen Antikörpern gleiche Reaktionsmuster wie die des Patienten aufwiesen. Der erste Bericht über eine erfolgreiche Knochenmarktransplantation, bei der ein nach dem Antigenmuster des Haupthistokompatibilitätssystems, das heute als HLA-System bekannt ist, ausgesuchter Geschwisterspender gewählt wurde, stammt von der Gruppe von *Robert Good* und betraf ein Kind mit schwerer kombinierter Immundefizienz.

Abgesehen von den verfeinerten Methoden der Histokompatibilitätstestung waren es insbesondere Fortschritte bei der supportiven Therapie aplastischer Syndrome durch Transfusion von Thrombozyten- und Granulozytenkonzentraten sowie durch Dekontamination und Isolation in keimarmen Räumen, welche die Transplantationsergebnisse in den 70er Jahren verbesserten.

Wichtige Fortschritte der vergangenen zehn Jahre waren besonders die Vorverlegung des Transplantationszeitpunktes in frühe Krankheitsstadien sowie die Einführung der fraktionierten Ganzkörperbestrahlung und des Immunsuppressivums Ciclosporin. Inzwischen hat die Knochenmarkverpflanzung einen festen Platz in der Therapie von Panmyelopathie, schwerer kombinierter Immundefizienz, akuter Leukämie und chronischer myeloischer Leukämie. Weltweit wurden bis 1987 mehr als 22 000 Knochenmarktransplantationen durchgeführt. Derzeit rechnet man mit einer jährlichen Frequenz von ca. 4 000 Transplantationen. Da neue Indikationen hinzukommen und Transplantationen von konserviertem Eigenmark sowie Transplantationen mit Mark unverwandter Spender zunehmend durchgeführt werden, ist mit steigender Bedeutung dieser Therapieform zu rechnen.

Unsere eigene Gruppe in Essen führte 1975 die erste Knochenmarktransplantation durch. In den folgenden Jahren wurde das Projekt systematisch ausgebaut, derzeit nehmen wir etwa 60 Transplantationen pro Jahr vor. Andere deutsche Zentren mit mehrjähriger Erfahrung sind in München, Ulm, Tübingen, Heidelberg, Kiel, Hannover und Berlin. Das weltweit erfahrenste und größte Zentrum ist das Fred Hutchinson Cancer Research Center in Seattle/USA.

3. Immunologische Aspekte der Knochenmarktransplantation

Neben hämatopoetischen und stromalen Zellen werden durch die Knochenmarktransplantation immunkompetente lymphatische Zellen des Markspenders übertragen. Interaktionen zwischen Spender-Lymphozyten und Antigenstrukturen der Empfängerorgane sowie zwischen residualen immunkompetenten Empfängerzellen und Zellen des Transplantates haben eine zentrale Bedeutung für die erfolgreiche Durchführbarkeit dieser Therapiemodalität. Inwieweit das übertragene Mark anwachsen kann und zu einer hämatopoetischen und immunologischen Rekonstitution des Empfängers führt oder die Empfängerorgane im Sinne einer immunologischen Abstoßreaktion angreift, wird entscheidend durch den Grad der Übereinstimmung von Antigenstrukturen determiniert, welche sich in wechselnder Ausprägung auf allen kernhaltigen Körperzellen finden. Da bei der Transplantation von Gewebe zwischen genetisch nicht identischen Individuen stets Differenzen von Antigenstrukturen bestehen, die in Abhängigkeit von ihrer immunologischen Funktion eine immunologische Reaktion auslösen können, besteht bei der Knochenmarktransplantation – wie auch bei der Transplantation solider Organe – grundsätzlich *Histoinkompatibilität*. Als deren Folge kann das übertragene Mark ähnlich der Situation bei der Transplantation solider Organe immunologisch abgestoßen werden (Wirt-gegen-Transplantat-Reaktion). Bei der Knochenmarktransplantation können darüber hinaus immunkompetente Zellen des Transplantates auf Strukturen des Empfängergewebes reagieren (Transplantat-gegen-Wirt-Reaktion). Erst die Identifikation von Histokompatibilitäts-Merkmalen und die wachsenden Kenntnisse über deren Struktur und Funktion

Rezipient	host versus graft reaction → ← graft versus host reaction	Transplantat

seit Mitte der sechziger Jahre schufen die Grundlage für die Transplantation von Mark gewebeverträglicher Spender auf der Basis der immungenetischen Spenderauswahl. Die Entwicklung der klinischen Knochenmarktransplantation ist dabei eng mit der Identifikation des humanen Haupt-Histokompatibilitätskomplexes (MHC = major histocompatibility complex) verknüpft. Die genauere Kenntnis der Organisation des humanen MHC und der intrafamiliären Segregation seiner Genprodukte führte zu dem Konzept der bislang häufigsten Form der allogenen Knochenmarktransplantation zwischen Geschwistern, die in den definierbaren Antigenen des MHC übereinstimmen. Wegen der eminenten praktischen Bedeutung des MHC für die Knochenmarktransplantation soll zunächst näher auf seine Struktur, biologische Funktion und das Prinzip der immungenetischen Spenderauswahl eingegangen werden.

3.1 Der Haupt-Histokompatibilitätskomplex

Der humane MHC ist auf dem kurzen Arm des Chromosoms 6 lokalisiert und umfaßt den *HLA*-Genkomplex (HLA = human leukocyte antigen system A), welcher aus einer Reihe eng gekoppelter Genorte besteht. Aufgrund ihrer biochemischen Struktur, ihrer Funktion sowie der Lokalisation ihrer Gene innerhalb des Genoms lassen sich zwei Klassen von HLA-Antigenen abgrenzen.

Die als *Klasse-I-Antigene* bezeichneten HLA-Determinanten -A, -B und -C sind Glykoproteide mit einem Molekulargewicht von 44 000, die durch eine nicht kovalente Bindung zwischen den von den HLA-Genorten HLA-A, -B oder -C codierten Polypeptiden und β2-Mikroglobulin (einem Protein, dessen Genort auf dem Chromosom 15 lokalisiert ist) gebildet werden. Aufgrund der multiplen Allelie an den Genorten der Klasse-I-Antigene weisen die HLA-ABC-Antigene einen ausgeprägten Polymorphismus auf.

Die als *Klasse-II-Antigene* bezeichneten HLA-Determinanten bestehen aus zwei nicht kovalent verbundenen Polypeptiden (einer schweren α-Kette mit einem Molekulargewicht von 34 000 und einer leichten β-Kette mit einem Molekulargewicht von 29 000), deren Genorte in der HLA-D-Region zusammengefaßt sind. Diese Region läßt sich in die Subregionen HLA-DR, HLA-DQ und HLA-DP unterteilen, wobei innerhalb jeder Subregion die Genorte liegen, die die α- und β-Ketten des jeweiligen HLA-DR, DQ, DP-Antigens codieren. Zwischen den Genorten der Klasse-I- bzw. Klasse-II-Antigene befinden sich Genorte für Proteine des Komplementsystems (C2, C4B, Bf, C4B) sowie die Strukturgene der 21-Hydroxylase (C21) und des Tumornekrosefaktors, welche auch als Klasse-III-Antigene zusammengefaßt werden. Abbildung 1 stellt die derzeit gültige Vorstellung über die Anordnung der Genorte des MHC auf dem kurzen Arm des Chromosoms 6 dar.

Der Nachweis der HLA-A, B, C, DR und DQ-Antigene erfolgt üblicherweise mit Hilfe von Antiseren bekannter Spezifität, wozu vorwiegend humane Alloantiseren verwandt werden, die durch Immunisierung infolge von Schwangerschaften oder von Bluttransfusionen induziert wurden. In jüngster Zeit werden auch gegen definierte HLA-Antigene produzierte monoklonale Antikörper zum serologischen Nachweis von HLA-Merkmalen erprobt. Beim Nachweis der HLA-Antigene ist zu berücksichtigen, daß HLA-Moleküle mehrere serologisch diskriminierbare Determinanten tragen können, die eine Abgrenzung in Antigen-Subtypen (sog. splits) ermöglichen. Während zum Beispiel ein Antiserum mit breiter Spezifität lediglich die gemeinsame (supertypische) Determinante zweier ansonsten unterschiedlicher HLA-Moleküle nachweist, erlaubt ein Serum höherer Spezifität die Unterscheidung der zwischen den Molekülen unterschiedlichen (subtypischen) Determinanten. Bestimmte Genprodukte der HLA-D-Subregionen werden vorwiegend mit zellulären Methoden («clonal proliferative» und «cloned cytolytic»-T-Lymphozyten = «PTLc» und «CTLc» oder «HLA-D homozygous cells» = «HTC») nachgewiesen, spielen jedoch für die immungenetische Spenderauswahl bislang praktisch keine Rolle. Biochemische und molekulargenetische Techniken werden zukünftig nicht nur einen exakteren Nachweis des Alloantigen-Phänotyps, sondern darüber hinaus auch eine eindeutige Definition des Genotyps erlauben.

Die Nomenklatur des HLA-Systems wurde zuletzt im November 1987 in einem WHO-Bulletin festgelegt: Dabei bezeichnet die Zahl hinter den Buchstaben, die den HLA-Genort kennzeichnen, die Antigenspezifität innerhalb dieses Genorts. Ein *w* (für workshop) kenn-

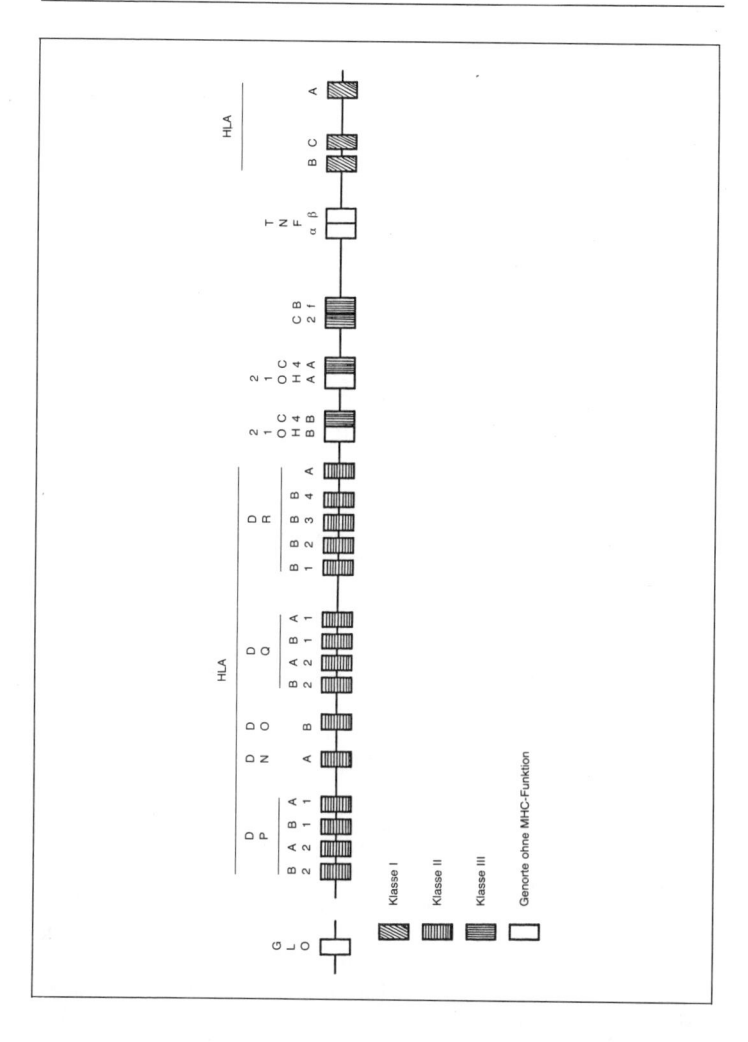

Abb. 1. Schematische Darstellung der Genfolge des MHC auf Chromosom 6, modifiziert nach Trowsdale, J., Cambell, R. D.: Immunol. Today *9:* 34 (1988).

zeichnet eine noch nicht definitiv festgelegte Antigenspezifität (das w vor den Antigen-Spezifitäten des C-Locus wurde zur Abgrenzung gegenüber den Faktoren des Komplement-Systems eingeführt), bei Nachweis eines splits kann die breitere Spezifität in Klammern hinter dem Antigen-Subtyp angegeben werden.
Die Schreibweise eines HLA-Phänotyps hat folgendes Muster:
HLA-A1,2; B35,44; Cw4,w6; DR1,7.
Die Schreibweise des HLA-Genotyps berücksichtigt die gekoppelte Vererbung der elterlichen Antigene:
HLA-A1, B44, Cw6, DR1/A2, B35, Cw4, DR7.
Die Festlegung der definierten Antigen-Spezifitäten erfolgt im Rahmen der International Histocompatibility Workshops, einer weltumspannenden Kooperation einer großen Zahl von Institutionen mit dem Ziel der Standardisierung der Methodik der Antigen-Typisierung und der Definition der Alloantigene. Die im November 1987 im Rahmen des 10th International Histocompatibility Workshop für die HLA-Genorte definierte Anzahl von Antigenen beträgt für den A-Locus 24, den B-Locus 50, den C-Locus 11, den DR-Locus 18, den DQ-Locus 9 und den DP-Locus 6. Tabelle 1 stellt die derzeit anerkannten Antigen-Merkmale dar.
Aufgrund der multiplen Allelie der HLA-Genorte wird leicht verständlich, daß die Wahrscheinlichkeit einer zufälligen genotypischen Übereinstimmung zwischen zwei unverwandten Individuen sehr gering ist. Man kann davon ausgehen, daß allein die Zahl der möglichen HLA-ABC-Genotypen deutlich größer als 25×10^6 ist. Berücksichtigt man zusätzlich den HLA-DR-Genort, liegt die Zahl der möglichen Genotypen über 4×10^9. Diese genotypische Vielfalt wird durch zwei Eigenschaften des HLA-Genkomplexes relativiert: Zum einen weisen die Gene aufgrund ihrer engen räumlichen Beziehung innerhalb des Genoms eine sehr geringe Rekombinationsfrequenz auf, und die Allele eines Chromosomes werden miteinander gekoppelt vererbt. Somit erhalten Kinder von jedem Elternteil die haploide Erbinformation der HLA-Gene (sog. *Haplotyp*), woraus sich eine statistische Erwartung von 0,25 (1:4) ableitet, daß zwei Geschwister in ihren Haplotypen genotypisch übereinstimmen. Zum anderen besteht im HLA-System ein starkes *Kopplungsungleichgewicht*, d. h. daß die tatsächlich gefundenen Häufigkeiten der Haplotypenfre-

quenzen innerhalb einer Population höher oder niedriger liegen, als aufgrund der entsprechenden Genfrequenzen zu erwarten wäre. Dennoch finden sich auch die häufigsten HLA-Phänotypen bei Europiden in einer Frequenz unter 0,5%, was verdeutlicht, daß phänotypische HLA-Identität zwischen Unverwandten eine seltene Ausnahme ist. Da sich für die erfolgreiche Durchführung der Knochenmarktransplantation wegen des Risikos der Transplantatabstoßung und der Transplantat-gegen-Wirt-Reaktion eine völlige bzw. weitgehende Übereinstimmung der HLA-Merkmale als essentiell erwiesen hat, wird verständlich, daß ganz überwiegend HLA-genotypisch identische Geschwister als Knochenmarkspender ausgewählt werden. Es soll an dieser Stelle betont werden, daß aufgrund der familiären Segregation der HLA-Haplotypen auch innerhalb des erweiterten Familienkreises eine Spendersuche sinnvoll sein kann, da hierdurch für ca. 10% der Patienten ein geeigneter partiell HLA-kompatibler Spender gefunden werden kann. Das Prinzip der intrafamiliären Vererbung der HLA-Merkmale wird durch Abbildung 2 verdeutlicht, die am Beispiel einer immungenetischen Spenderauswahl die gekoppelte Vererbung der elterlichen Haplotypen auf die nachfolgende Generation zeigt.

Sowohl aufgrund tierexperimenteller Untersuchungen als auch durch die negativen Erfahrungen mit der klinischen Knochenmarktransplantation vor Etablierung einer rationalen Spenderauswahl ist bekannt, daß die Histokompatibilitäts-Merkmale die Etablierung eines stabilen lympho-hämatopoetischen Chimärismus und die Immuntoleranz zwischen den immunkompetenten Zellen des Transplantates und dem Empfängerorganismus entscheidend determinieren. Nur in Ausnahmefällen konnte vor 1970 bei mehr als dreihundert mitgeteilten klinischen Knochenmarktransplantationen zwischen genetisch nicht identischen Individuen eine passagere Transplantat-Funktion nachgewiesen werden, während bei Transplantationen mit Mark eines monozygoten Zwillings häufig eine dauerhafte Normalisierung der Hämatopoese bei Patienten mit aplastischen Anämien ohne zusätzliche Immunsuppression erreicht werden konnte. Diese Beobachtungen unterstreichen die überragende biologische Bedeutung der Antigene des MHC für die Unterscheidung zwischen körpereigenen («self») und fremden («non self») Strukturen, wobei den MHC-

Tabelle 1. Vollständige Liste der erkannten HLA-Spezifitäten (nach dem 10. Internationalen Workshop, November 1987; mod. nach H. Große-Wilde, Institut für Immungenetik, Universitätsklinikum Essen, 1988)

HLA-A	HLA-B	Bw4	Bw6	HLA-C
A1	B5	+		Cw1
A2	B7		+	Cw2
A3	B8		+	Cw3
A9	B12			Cw4
A10	B13	+		Cw5
A11	B14		+	Cw6
Aw19	B15			Cw7
A23 (9)	B16			Cw8
A24 (9)	B17	+		Cw9 (w3)
A25 (10)	B18		+	Cw10 (w3)
A26 (10)	B21			Cw11
A28	Bw22		+	
A29 (w19)	B27	+		
A30 (w19)	B35		+	
A31 (w19)	B37	+		
A32 (w19)	B38 (16)	+		
Aw33 (w19)	B39 (16)		+	
Aw34 (10)	B40		+	
Aw36	Bw41		+	
Aw43	Bw42		+	
Aw66 (10)	B44 (12)	+		
Aw68 (28)	B45 (12)		+	
Aw69 (28)	Bw46		+	
Aw74 (w19)	Bw47	+		
	Bw48		+	
	B49 (21)	+		
	Bw50 (21)		+	
	B51 (5)	+		
	Bw52 (5)	+		
	Bw53	+		
	Bw54 (w22)		+	
	Bw55 (w22)		+	
	Bw56 (w22)		+	
	Bw57 (17)	+		
	Bw58 (17)	+		
	Bw59	+		
	Bw60 (40)		+	
	Bw61 (40)		+	
	Bw62 (15)		+	
	Bw63 (15)	+		
	Bw64 (14)		+	
	Bw65 (14)		+	
	Bw67		+	
	Bw70		+	
	Bw71 (w70)		+	
	Bw72 (w70)		+	
	Bw73		+	
	Bw75 (15)		+	
	Bw76 (15)		+	
	Bw77 (15)	+		

HLA-D	HLA-DR	DRw52	DRw53	HLA-DQ	HLA-DP
Dw1	DR1			DQw1	DPw1
Dw2	DR2			DQw2	DPw2
Dw3	DR3	+		DQw3	DPw3
Dw4	DR4		+	DQw4	DPw4
Dw5	DR5	+		DQw5 (w1)	DPw5
Dw6	DRw6	+		DQw6 (w1)	DPw6
Dw7	DR7		+	DQw7 (w3)	
Dw8	DRw8	+		DQw8 (w3)	
Dw9	DR9		+	DQw9 (w3)	
Dw10	DRw10				
Dw11 (w7)	DRw11 (5)	+			
Dw12	DRw12 (5)	+			
Dw13	DRw13 (w6)	+			
Dw14	DRw14 (w6)	+			
Dw15	DRw15 (2)				
Dw16	Drw16 (2)				
Dw17 (w7)	DRw17 (3)	+			
Dw18 (w6)	DRw18 (3)	+			
Dw19 (w6)					
Dw20					
Dw21					
Dw22					
Dw23					
Dw24					
Dw25					
Dw26					

Antigenen offenbar die Funktion zukommt, den Effektor-Zellen des Immunsystems als Merkmal für körpereigene Strukturen zu dienen. Durch die Erkennung von Fremdantigenen (einschließlich nicht körpereigenen MHC-Antigenen) wird eine Stimulation von Lymphozyten mit daraus resultierender Proliferation und spezifischer Immunantwort ausgelöst, während die Erkennung körpereigener MHC-Determinanten kein Signal und somit Immuntoleranz bedingt. Die Eigenschaft von Lymphozyten, infolge der Erkennung bestimmter MHC-Determinanten zu proliferieren, wird zur Überprüfung der Übereinstimmung der Antigene der HLA-D-Region in der gemischten Lymphozyten-Kultur (MLC = mixed lymphocyte culture) genutzt. Bei Nichtübereinstimmung dieser Merkmale kommt es zu einer proliferativen Reaktion von Lymphozyten, die mit fremden Lymphozyten stimuliert wurden, während eine komplette Identität der Antigene der HLA-D-Region eine bidirektionale Nichtstimulation bedingt. Die MHC-Determinanten scheinen zudem eine Schlüsselstellung bei der zellulären Kooperation der spezifischen Immunant-

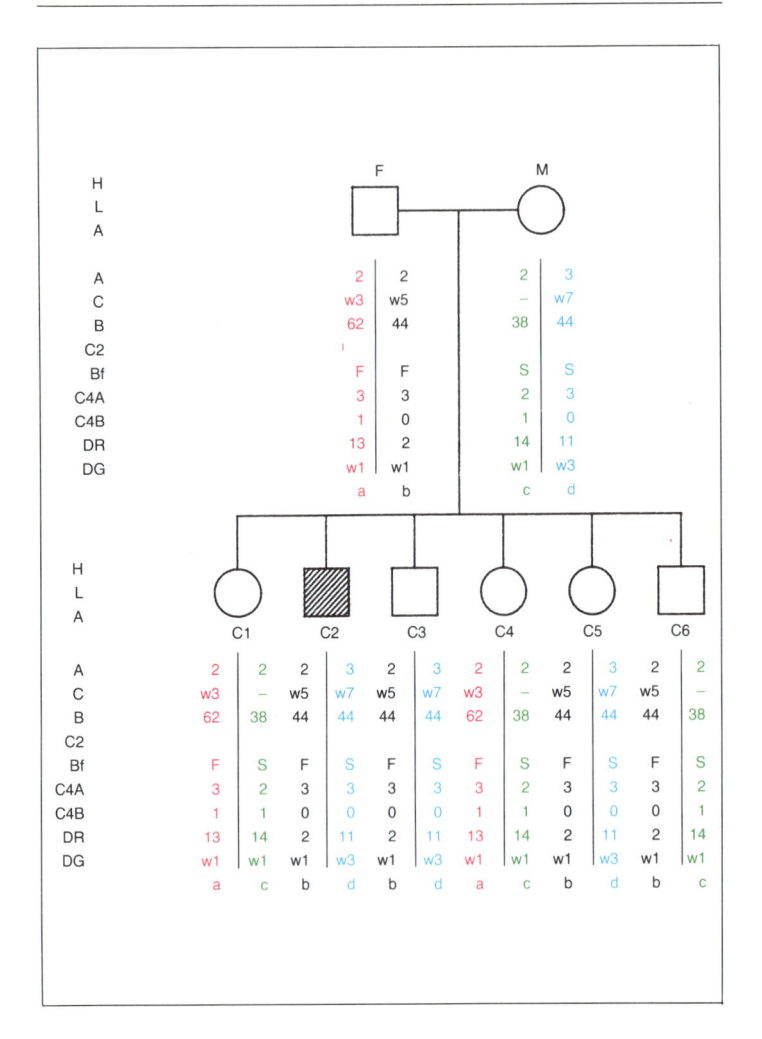

	F		M	
HLA				
A	2	2	2	3
C	w3	w5	–	w7
B	62	44	38	44
C2				
Bf	F	F	S	S
C4A	3	3	2	3
C4B	1	0	1	0
DR	13	2	14	11
DG	w1	w1	w1	w3
	a	b	c	d

	C1		C2		C3		C4		C5		C6	
HLA												
A	2	2	2	3	2	3	2	2	3	2	2	
C	w3	–	w5	w7	w5	w7	w3	–	w5	w7	w5	–
B	62	38	44	44	44	44	62	38	44	44	44	38
C2												
Bf	F	S	F	S	F	S	F	S	F	S	F	S
C4A	3	2	3	3	3	3	3	2	3	3	3	2
C4B	1	1	0	0	0	0	1	1	0	0	0	1
DR	13	14	2	11	2	11	13	14	2	11	2	14
DG	w1	w1	w1	w3	w1	w3	w1	w1	w1	w3	w1	w1
	a	c	b	d	b	d	a	c	b	d	b	c

Abb. 2. Gekoppelte Vererbung der elterlichen Haplotypen auf die nachfolgende Generation (mit freundlicher Genehmigung von H. Große-Wilde).

wort einzunehmen. Eine Fülle von In-vitro-Untersuchungen belegt, daß Effektor-Mechanismen von T-Helferzellen oder zytotoxischen T-Zellen an das gemeinsame Vorhandensein bestimmter HLA-Merkmale auf Antigen-präsentierenden Zellen (mononukleären Phagozyten oder spezifisch sensibilisierten Lymphozyten) und Effektorzellen gebunden ist, ein Phänomen, welches als *MHC-Restriktion* der spezifischen Immunantwort bezeichnet wird. Zusammenfassend kann der MHC für die Histokompatibilität bei der Organtransplantation als Teilaspekt seiner vielfältigen Funktionen im Rahmen der Immunabwehr betrachtet werden.

Wie eingangs angesprochen, können trotz kompletter genotypischer Übereinstimmung der HLA-Determinanten Reaktionen immunkompetenter Zellen des Transplantat-Empfängers oder des Transplantates ausgelöst werden, als deren Ursache Nichtübereinstimmungen im Bereich bislang nur sehr unvollständig charakterisierter Histokompatibilitäts-Antigene (sog. «minor histocompatibility antigens») angenommen werden, welche unabhängig vom HLA-Genkomplex vererbt werden. Zunächst soll ein Überblick über mögliche immunologische Mechanismen für das Nichtangehen des Transplantates – der Transplantatabstoßung – gegeben werden.

3.2 Die Transplantatabstoßung

Unter diesem Begriff – im angloamerikanischen Sprachraum auch als «graft rejection» oder «host versus graft reaction» bezeichnet – ist ausschließlich die aktive Zerstörung der transplantierten hämatopoetischen Zellen durch immunkompetente Zellen des Empfängers zu verstehen. Davon zu trennen ist ein Nichtangehen des Transplantates infolge einer qualitativ oder quantitativ nicht ausreichenden Zahl transplantierter hämatopoetischer Stammzellen, Störungen im Bereich des Knochenmarkmilieus des Empfängers (z. B. bei Vorliegen einer Myelofibrose), Stammzelltoxizität von Arzneimitteln oder einer Myelosuppression durch Virusinfektionen. Im Bereich der klinischen Knochenmarktransplantation lassen sich im wesentlichen drei Situationen klar abgrenzen, in denen das Risiko der Transplantatabstoßung erhöht ist: bei Patienten mit aplastischer Anämie, die mul-

tiple Transfusionen vor der Transplantation erhalten haben, bei der Transplantation mit Mark nicht-MHC-identischer Spender und bei der Transplantation von Mark, aus dem T-Lymphozyten zur Vorbeugung einer Transplantat-gegen-Wirt-Reaktion entfernt wurden.
Aufgrund von Disparitäten der nicht durch den MHC codierten Histokompatibilitäts-Antigene ist auch bei genotypischer HLA-Identität zwischen Spender und Empfänger grundsätzlich eine immunsuppressive Vorbehandlung des Transplantat-Empfängers erforderlich. Die Bedeutung dieser Antigene wird insbesondere durch die Erfahrungen bei multitransfundierten Patienten mit aplastischer Anämie und HLA-genotypisch identischen Knochenmarkspendern verdeutlicht, bei denen trotz einer immunsuppressiven Vorbehandlung mit Cyclophosphamid[1] Transplantatabstoßungen in einer Häufigkeit von 30–60% auftraten. Tierexperimentell konnte nachgewiesen werden, daß vor allem Klasse-II-Antigene exprimierende lymphatische Zellen eine transfusionsbedingte Sensibilisierung gegen nicht MHC-codierte Antigene vor MHC-identischer Transplantation mit der Folge einer erhöhten Abstoßungsrate hervorrufen, während Bluttransfusionen, aus denen diese Zellen entfernt wurden, das Risiko der Transplantatabstoßung nicht erhöhten. Die Beobachtung, daß das Risiko der Transplantatabstoßung bei untransfundierten Patienten mit aplastischer Anämie und identischer Immunsuppression lediglich 10% betrug, bestätigte indirekt, daß eine transfusionsbedingte Sensibilisierung gegen «minor antigens» ein erhöhtes Risiko der Transplantatabstoßung bedingt. In verschiedenen Tierspezies führte hingegen die Transfusion angereicherter Lymphozyten des Spenders nach MHC-identischer Transplantation zu einer Verminderung des Abstoßungsrisikos, und klinische Studien bei multitransfundierten Patienten bestätigten, daß durch Transfusionen angereicherter peripherer Leukozyten des Knochenmarkspenders in den ersten Tagen nach allogener MHC-identischer Transplantation das Abstoßungsrisiko vermindert werden kann. Gleichsinnig führte eine Intensivierung der immunsuppressiven Vorbehandlung in Form einer Ganzkörper-, totalen lymphatischen oder thorakoabdominalen Bestrahlung in Verbindung mit Cyclophosphamid zu einer verminderten Abstoßungsra-

---

[1] Endoxan®

te. Diese Ergebnisse lassen sich dahingehend interpretieren, daß sowohl alloreaktive immunkompetente Empfänger-Zellen, die trotz immunsuppressiver Vorbehandlung funktionell aktiv bleiben, als auch lymphatische Zellen des Knochenmarkspenders für das Angehen des Transplantates bedeutsam sind. Bei Patienten, deren Vorbehandlung aufgrund einer malignen hämatologischen Systemerkrankung neben der Gabe von Cyclophosphamid eine Ganzkörperbestrahlung umfaßt, treten Abstoßungsreaktionen nach MHC-identischer Knochenmarktransplantation aufgrund des starken immunsuppressiven Effektes dieser Vorbehandlung extrem selten (ca. 0,1%) auf. Mit der breiteren Anwendung der Transplantation mit Mark von Spendern, die nicht in allen definierbaren Antigenen des MHC genotypisch übereinstimmen, zeigte sich jedoch auch bei ganzkörperbestrahlten Patienten das aus tierexperimentellen Untersuchungen bekannte Phänomen, daß das Abstoßungsrisiko mit der Anzahl der nicht übereinstimmenden Antigene des MHC proportional ansteigt. Im Gegensatz zur Situation bei MHC-identischer Transplantation werden diese Abstoßungsreaktionen offensichtlich durch äußerst radioresistente Empfängerzellen verursacht, die bislang immunologisch nicht eindeutig charakterisiert werden konnten. In einem Hundemodell ergeben sich Hinweise für eine Beteiligung von Klasse-II-Antigene-tragenden Zellen, die verschiedene Charakteristika von NK-(«natural killer»)Zellen aufweisen. Neben NK-Zellen wird auch eine Beteiligung zytotoxischer T-Zellen des Empfängers bei der Transplantatabstoßung diskutiert. Insgesamt ergeben sich derzeit jedoch aufgrund von In-vitro- und tierexperimentellen Untersuchungen nur sehr unvollständige und in Abhängigkeit von den gewählten Versuchsbedingungen auch widersprüchliche Vorstellungen über die zellulären Mechanismen der immunologischen Transplantatabstoßung. Insbesondere ist ungeklärt, ob funktionell unterscheidbare immunkompetente Empfängerzellen die Abstoßung nach MHC-identischer bzw. MHC-differenter Transplantation oder nach Transplantation von Mark mit reduziertem T-Zellgehalt beeinflussen.
Die zur Vorbeugung einer akuten Transplantat-gegen-Wirt-Reaktion eingeführte Elimination von T-Lymphozyten aus dem Transplantat führt nach HLA-genotypisch identischer Transplantation zu einer Zunahme des Abstoßungsrisikos, wobei die mitgeteilten Häu-

figkeiten in Abhängigkeit von der Intensität der kombinierten radiochemotherapeutischen Vorbehandlung zwischen 10–70% liegen. Diese Beobachtungen weisen auf die Bedeutung der T-Lymphozyten des Spenders für das permanente Anwachsen der transplantierten hämatopoetischen Stammzellen hin und bestätigen tierexperimentelle Untersuchungen, in denen nachgewiesen werden konnte, daß T-Zellen des Spenders das Anwachsen des Transplantates verbessern können. Somit könnte auch die Verminderung des Abstoßungsrisikos infolge von Transfusionen peripherer Spenderblutzellen nach der Transplantation durch die im peripheren Blut enthaltenen T-Lymphozyten erklärt werden. Unter Berücksichtigung der Befunde, daß die Abstoßungsrate nach T-Zelldepletion auch durch eine Intensivierung der radio-chemotherapeutischen Vorbehandlung des Transplantat-Empfängers vermindert werden kann, läßt sich zusammenfassend ableiten, daß T-Zellen des Transplantates durch die Zerstörung von Empfängerzellen, die eine immunologische Transplantatabstoßung bedingen können, zur Etablierung einer dauerhaften Transplantatfunktion beitragen. Inwieweit diese Hypothese über die Rolle der T-Lymphozyten des Transplantates bei der Etablierung eines stabilen hämatopoetischen Chimärismus Gültigkeit hat, wird durch Transplantations-Experimente mit hochgereinigten hämatopoetischen Stammzellen in Verbindung mit definierten T-Zellpopulationen zukünftig geklärt werden müssen.

3.3 Die Transplantat-gegen-Wirt-Reaktion

Dieser Begriff umschreibt die Reaktion immunkompetenter Zellen des Transplantates gegen Antigen-Strukturen des Empfängergewebes. Die Entwicklung einer akuten Transplantat-gegen-Wirt-Reaktion im klassischen Sinne ist an drei Bedingungen geknüpft:
1. eine genetisch determinierte Nichtübereinstimmung von Histokompatibilitäts-Merkmalen zwischen Knochenmarkspender und Empfänger;
2. immunkompetente Transplantatzellen, welche fremde Gewebsverträglichkeits-Merkmale des Empfängerorganismus erkennen und eine gegen diese gerichtete Immunantwort aufbauen können;

3. ein Transplantat-Empfänger, dessen Immunsystem nicht in der Lage ist, das Transplantat abzustoßen.

Das Risiko einer akuten Transplantat-gegen-Wirt-Reaktion (im Englischen graft versus host disease; GvHD) wird ähnlich dem Abstoßungsrisiko wesentlich von Disparitäten der MHC-codierten Histokompatibilitäts-Antigene beeinflußt. Aufgrund von Differenzen der Gewebsverträglichkeits-Antigene außerhalb des MHC können jedoch auch bei vollständiger Übereinstimmung der HLA-Antigene Unverträglichkeits-Reaktionen auftreten, so daß grundsätzlich eine vorbeugende immunsuppressive Behandlung des Transplantat-Empfängers nach der Transplantation erforderlich ist. In einer umfangreichen retrospektiven Analyse nahm das Risiko der akuten GvHD der klinischen Schweregrade II–IV von ca. 42 % bei der Transplantation von HLA-genotypisch identischem Mark auf über 80 % im Falle von 3 Antigen-Differenzen auf einem Haplotyp eines verwandten Spenders zu. Hierbei hatten Unterschiede zwischen den durch die HLA-A, B-Loci codierten Antigenen und den Antigenen des HLA-D-Komplexes einen ähnlichen Einfluß auf das Risiko dieser immunologischen Komplikation.

Die immunkompetenten Zellen des Transplantates, welche eine *akute GvHD* auslösen können, sind in erster Linie reife alloreaktive T-Lymphozyten. In zahlreichen tierexperimentellen Modellen konnte – wie auch im Rahmen der HLA-identischen klinischen Transplantation – gezeigt werden, daß eine akute GvHD durch eine Erniedrigung des T-Zellgehaltes des Transplantates um den Faktor 50–100 mit Hilfe immunologischer oder physikalischer Separationsmethoden (Ex-vivo-T-Zell-Depletion) weitgehend vermieden werden. Obgleich die T-Zell-Depletion zu einer beeindruckenden Reduktion der Häufigkeit der akuten GvHD führte, scheint diese Form der GvHD-Prophylaxe neben dem bereits angesprochenen erhöhten Risiko der Transplantatabstoßung jedoch auch ein Wiederauftreten der leukämischen Erkrankung nach erfolgreicher Transplantation, insbesondere bei Patienten mit chronischer myeloischer Leukämie, zu begünstigen. Darüber hinaus scheinen Patienten nach der Transplantation von T-Zell-depletiertem Mark häufiger einen gemischten Chimärismus zu entwickeln.

Die zellulären Vorgänge, die zu den klinisch-pathologischen Manife-

stationen der akuten GvHD führen, sind bislang nicht detailliert charakterisiert. Immunhistologische Untersuchungen weisen insbesondere auf eine Beteiligung zytotoxischer T-Zellen hin, wobei jedoch auch Helfer-T-Zellen, NK-Zellen und aktivierte Lymphozyten im Bereich der Lokalisationen der akuten GvHD beschrieben werden. In welchem Maße T-Zell-spezifische Leistungen, wie etwa die MHC-restringierte Antigen-Erkennung und Zytotoxizität, oder z. B. die Aktivierung von NK-Zellen in der Effektor-Phase der akuten GvHD beteiligt sind, kann gegenwärtig nicht sicher beantwortet werden.
Ist der Transplantat-Empfänger aufgrund seines nicht ausreichend supprimierten Immunsystems in der Lage, das Transplantat – und damit auch die GvHD-induzierenden Zellen – abzustoßen, fehlt eine wesentliche Voraussetzung für die Entstehung einer akuten GvHD. Mit der Ausnahme von Transplantationen aufgrund schwerer kombinierter Immundefekt-Syndrome ist somit eine effektive immunsuppressive Behandlung vor der Transplantation ein wesentlicher disponierender Faktor für die Entstehung einer akuten GvHD. Bei Patienten mit malignen Erkrankungen, deren Vorbehandlung eine Ganzkörperbestrahlung umfaßt, ist im allgemeinen von einer völligen Zerstörung des lympho-hämatopoetischen Systems des Empfängers als Voraussetzung für einen kompletten Chimärismus nach der Transplantation auszugehen. Hingegen ergeben sich bei Patienten mit aplastischer Anämie Hinweise darauf, daß ein gemischter hämatopoetischer Chimärismus mit einer deutlich geringeren Häufigkeit einer akuten GvHD im Vergleich zu Patienten mit komplettem Chimärismus einhergeht. Die Erklärung für dieses Phänomen könnte darin bestehen, daß Empfängerzellen, welche trotz immunsuppressiver Vorbehandlung persistieren, alloreaktive Zellen des Spenders aktiv supprimieren oder destruieren. Insbesondere bei weitgehender Übereinstimmung der Histokompatibilitäts-Antigene zwischen Spender und Empfänger könnte aber auch die Fähigkeit von Spenderzellen, persistierende Empfängerzellen zu eliminieren und eine akute GvHD zu induzieren, reduziert sein. Grundsätzlich sind die Probleme der akuten GvHD und der Transplantatabstoßung durch einen gemeinsamen Faktor, der beide Phänomene gleichsinnig beeinflußt, verknüpft, nämlich durch den Grad der Histoinkompatibilität. In einer großen Zahl tierexperimenteller Studien ist ferner be-

legt, daß sich beide Phänomene invers zueinander verhalten, d. h. daß Maßnahmen, die das Risiko der akuten GvHD vermindern, zu einer erhöhten Abstoßungsrate (evtl. auch erhöhten Rate gemischter Chimärismen) führen und vice versa. Dieses Prinzip der «reciprocal interference» muß bei allen neuen prophylaktischen und therapeutischen Ansätzen berücksichtigt werden, die darauf abzielen, das Risiko der akuten GvHD zu vermindern.

Chronische Transplantat-gegen-Wirt-Reaktionen gehen häufig aus einer vorbestehenden akuten GvHD hervor und entwickeln sich typischerweise nicht vor dem 100. Tag nach einer Knochenmarktransplantation. Bei ca. 20–30 % der Patienten mit chronischer GvHD tritt diese Reaktion jedoch als Erstmanifestation einer immunologischen Unverträglichkeitsreaktion *(de novo chronische GvHD)* auf. Die Kenntnisse der Vorgänge, die bei stabilem Chimärismus trotz Histoinkompatibilität eine spezifische Immuntoleranz bedingen, sind bislang nur sehr lückenhaft. Experimentell ergeben sich Hinweise darauf, daß die Immuntoleranz zwischen immunkompetenten Zellen des Transplantates und dem Empfängergewebe durch die Generation spezifischer Suppressorzellen aus Vorläuferzellen des Transplantates aufrechterhalten wird. Untersuchungen der zellulären Mechanismen dieses klinischen Syndroms, welches im klinisch-pathologischen Erscheinungsbild deutliche Beziehungen zu einer Reihe von Erkrankungen aus dem Formenkreis der kollagen-vaskulären Erkrankungen aufweist, deuten auf Störungen dieser spezifischen Suppressor-Zell-Funktionen bei Patienten mit chronischer GvHD hin. Während die Stimulation peripherer Blutzellen von gesunden Transplantat-Empfängern mit HLA-identischen Empfängerzellen in der gemischten Lymphozytenkultur selten zu einer proliferativen Antwort führt, wurde bei Patienten mit chronischer GvHD signifikant häufiger eine Stimulation durch Empfängerzellen nachgewiesen. Hingegen waren periphere Blutzellen von Patienten mit chronischer GvHD im Gegensatz zu Zellen gesunder Transplantat-Empfänger befähigt, die proliferative Antwort gegenüber Fremdantigenen zu supprimieren. Diese Eigenschaft der unspezifischen Suppression zeigte eine gewisse Abhängigkeit von der Krankheitsaktivität der chronischen GvHD. Es ist jedoch bislang nicht klar, inwieweit diese In-vitro-Daten Rückschlüsse auf die Bedeutung von Suppressor-Zellen bei der Pathogenese der chronischen GvHD ermöglichen oder lediglich alterierte Suppressor-Zell-Funktionen infolge der chronischen GvHD widerspiegeln. Darüber hinaus werden Zusammenhänge zwischen der Thymusfunktion und der Manifestation einer chronischen GvHD vermutet. Eine gestörte Thymusfunktion infolge einer altersabhängigen Involution oder einer Schädigung im Rahmen einer akuten GvHD könnte die Bildung nicht-toleranter T-Zellen begünstigen und somit zur Entstehung einer chronischen GvHD beitragen.

Die Beobachtung, daß das Risiko des Wiederauftretens einer leukämischen Erkrankung nach allogener Knochenmarktransplantation geringer ist als nach der Transplantation von genetisch identischem Mark (Transplantation mit Mark eines monozygoten Zwillings), legte die Vermutung nahe, daß immunologische Faktoren zu dem antileukämischen Effekt *(graft versus leukemia; GvL)* der allogenen Knochenmarktransplantation beitragen. Die Bedeutung immunologischer Faktoren für den postulierten GvL-Effekt wurde darüber hinaus durch retrospektive Analysen gestützt, in denen für Patienten mit GvHD ein vermindertes Risiko eines leukämischen Rezidivs nachgewiesen werden konnte. Dieser Effekt war bei Patienten in fortgeschrittenen Krankheitsstadien der Leukämie, also bei großer Tumormasse, am ausgeprägtesten. Demgegenüber war das Rezidivrisiko für Patienten nach allogener Transplantation, die keine GvHD entwickelten, ähnlich hoch wie bei Patienten mit monozygotem Zwillingsspender. In diesem Zusammenhang ist interessant, daß auch nach T-Zell-Depletion in einer Reihe von retrospektiven Analysen die Wahrscheinlichkeit eines leukämischen Rezidivs erhöht war. Theoretisch könnten mehrere immunologische Mechanismen den GvL-Effekt bedingen:

1. Klonogene leukämische Zellen könnten «spezifische» Antigene tragen, die von immunkompetenten Spender-Zellen als Fremdantigen erkannt werden;
2. Alloantigene auf leukämischen Zellen könnten in ähnlicher Weise wie bei einer GvHD von Effektor-Zellen des Transplantates als Zielantigen erkannt werden;
3. leukämische Zellen könten durch unspezifische zytotoxische Reaktionen im Rahmen einer GvHD eliminiert werden;
4. von GvHD-reaktiven Zellen freigesetzte Mediatoren (Zytokine)

könnten Einfluß auf das Wachstum und die Differenzierung leukämischer Zellen nehmen.
In experimentellen Modellen ergeben sich jedoch auch Hinweise darauf, daß GvHD- und GvL-Effekt voneinander unabhängige Phänomene darstellen können. Welche Zellen des Transplantates letztlich den GvL-Effekt mediieren, kann aufgrund der bislang vorliegenden experimentellen und klinischen Daten noch nicht abschließend entschieden werden. In jüngerer Zeit werden NK-Zellen als Effektor-Zellen des GvL-Effektes diskutiert. Das nach T-Zell-Depletion offenbar erhöhte Rezidivrisiko legt allerdings nahe, daß T-Zellen des Transplantates an der Elimination residueller Leukämiezellen beteiligt sein können. Ähnlich wie im Hinblick auf die Funktion der T-Zellen bei der Etablierung eines stabilen Chimärismus erlauben die bislang vorliegenden klinischen Resultate der T-Zell-Depletion jedoch keine Rückschlüsse darauf, ob eine homogene oder voneinander abgrenzbare T-Zell-Populationen die GvHD und den GvL-Effekt bedingen können.

3.4 Die Immunrekonstitution

Die der Knochenmarktransplantation vorausgehende, meist kombinierte radio-chemotherapeutische Vorbehandlung führt zu einer definitiven Zerstörung der zellulären und humoralen Immunität des Transplantat-Empfängers und bedingt dadurch einen zeitlich limitierten schweren Immundefekt. Der zeitliche Ablauf der quantitativen und funktionellen Restauration ist für die einzelnen Komponenten des Immunsystems (T-Lymphozyten, B-Lymphozyten, mononukleäre Phagozyten, Immunglobuline) unterschiedlich und wird von der Grundkrankheit, der Art der myeloablativen Vorbehandlung und der immunsuppressiven Therapie in der Posttransplantationsphase nur unwesentlich beeinflußt. Die Entwicklung einer GvHD stellt hingegen den wesentlichen Faktor für eine gestörte oder verzögerte Immunrekonstitution dar.
Die peripheren Lymphozytenzahlen erreichen meist innerhalb der ersten 2–3 Monate nach der Transplantation Normalwerte, während die vollständige Repopulation der lymphatischen Organe weitere

Monate in Anspruch nimmt. Typischerweise überwiegen in der Frühphase nach einer Transplantation periphere Zellen mit dem Phänotyp zytotoxischer T-Zellen gegenüber Helfer-T-Zellen. Die Proliferationskapazität der peripheren Lymphozyten nach Stimulation mit Mitogenen, Antigenen oder allogenen Zellen bleibt bis zu 6 Monate eingeschränkt. Die Produktion des für die Aktivierung von Lymphozyten wesentlichen Lymphokins Interleukin-2 normalisiert sich nach etwa einem Jahr. Bei Patienten mit GvHD bleiben diese Lymphozyten-Funktionen jedoch längerfristig eingeschränkt. Die Zahl der Lymphozyten mit NK-Zellmarkern ist innerhalb der ersten Monate gesteigert, und die Effektor-Funktionen zytotoxischer Zellen (NK-Aktivität, Antikörper-abhängige zellvermittelte Zytotoxizität) normalisieren sich bereits innerhalb der ersten 30 Tage. Mononukleäre Phagozyten des peripheren Blutes zeigen bei In-vitro-Untersuchungen ebenfalls bereits nach wenigen Wochen normale funktionelle Aktivität, während Alveolarmakrophagen innerhalb der ersten 4 Monate nach der Transplantation Störungen der Chemotaxis, der Phagozytose-Kapazität und antimikrobiellen Aktivität aufweisen. Die funktionellen Eigenschaften der Granulozyten scheinen bereits in der Frühphase nach der Transplantation überwiegend normal zu sein.

Die zunächst verminderten Serum-Konzentrationen der Immunglobuline IgG und IgM normalisieren sich innerhalb von 9 bis 14 Monaten und die IgA-Konzentrationen innerhalb von 2 Jahren. Bei Patienten mit GvHD findet sich demgegenüber häufig auch eine gesteigerte IgG- und IgM-Produktion. Mit Hilfe allotypischer Marker ließ sich nachweisen, daß bereits ca. 3 Monate nach der Transplantation die Serum-Immunglobuline vom Typ des Spenders sein können. Da andererseits auch mehrere Monate nach der Transplantation vereinzelt eine Produktion von Patienten-eigenen Isohämagglutininen beschrieben wurde, muß angenommen werden, daß eine Immunglobulin-Sekretion durch persistierende Plasmazellen des Patienten möglich ist. Hinsichtlich der Funktion der vom Transplantat gebildeten B-Zellen ergibt sich aufgrund von In-vitro-Untersuchungen kein einheitliches Bild. Sowohl für die T-Zell-abhängige B-Zell-Aktivierung als auch für andere B-Zell-Leistungen findet sich in den ersten Monaten eine Reihe funktioneller Störungen. Im Widerspruch zu diesen

In-vitro-Befunden kann für einen hohen Prozentsatz seronegativer Patienten bereits in der Frühphase nach der Transplantation, insbesondere nach Herpes-Virusinfektionen, eine spezifische humorale Immunantwort nachgewiesen werden. Bei Patienten mit chronischer GvHD ist hingegen die Fähigkeit zur Produktion spezifischer Antikörper erheblich eingeschränkt, was als Ausdruck der gestörten zellulären Kooperation infolge der GvHD aufgefaßt werden kann. Verlaufsuntersuchungen von spezifischen, gegen Virus- oder Impfantigene gerichteten Antikörpern weisen darauf hin, daß die humorale Immunität eines seropositiven Knochenmarkspenders durch die Transplantation auf einen seronegativen («naiven») Empfänger übertragen werden kann. Umgekehrt führt die Transplantation mit Mark eines seronegativen Spenders zum Verlust der spezifischen humoralen Immunität bei einem vor der Transplantation seropositiven Empfänger. Während die Persistenz der transferierten humoralen Immunität bei gesunden Langzeitüberlebenden die Regel ist, läßt sich bei über der Hälfte der Patienten mit GvHD kein dauerhafter Immuntransfer nachweisen. Versuche, eine spezifische humorale Immunantwort durch gezielte Vakzination nach der Transplantation zu induzieren, führten in Abhängigkeit vom Impfantigen zu unterschiedlichen Resultaten. Antigen-sepzifische primäre und sekundäre Antikörper gegen exogene Neoantigene ließen sich bei gesunden Transplantat-Empfängern innerhalb der ersten 6 bis 12 Monate regelmäßig nachweisen. Demgegenüber führte die Vakzination mit Pneumokokken-Polysaccharid erst nach 2 Jahren zu einer spezifischen humoralen Immunantwort. Für Patienten mit GvHD zeigte sich wiederum eine erheblich eingeschränkte Fähigkeit zur Bildung spezifischer Antikörper.

Bei Patienten mit schweren kongenitalen Immundefekt-Syndromen wird die Knochenmarktransplantation mit dem Ziel der dauerhaften Etablierung des lymphopoetischen Systems des Spenders durchgeführt. Aufgrund der bei diesen seltenen, genetisch determinierten Immundefekt-Syndromen fehlenden Immunkompetenz ist eine immunsuppressive Vorbehandlung des Transplantat-Empfängers nicht erforderlich. Durch die Transplantation mit Mark eines HLA-genotypisch identischen Spenders kann bei diesen Patienten meist volle Immunkompetenz erreicht werden, die gelegentlich durch eine Kooperation zwischen transplantierten T-Zellen und Patienten-eigenen B-Zellen bedingt ist. Es konnte gezeigt werden, daß die Übertragung des T-Zell-Systems auch nach T-Zell-Depletion des Transplantates (zur Prophylaxe einer akuten GvHD) bei Patienten mit kombinierten Immundefekten gelingt. Insbesondere bei T-Zell-depletierten histoinkompatiblen Transplantaten kommt es jedoch bei ca. 20–30% der Patienten zu einem Nichtangehen des Transplantates oder zu einer verzögerten immunologischen Restitution. Da bei Patienten mit Immundefekt-Syndromen Transplantationen grundsätzlich ohne myeloische Aplasie möglich sind, gelingt gelegentlich durch wiederholte Markübertragungen eine endgültige Etablierung des Spender-Immunsystems.

4. Konditionierungstherapie

Vor einer Knochenmarktransplantation ist eine Vorbehandlung notwendig, die Konditionierung genannt wird. Sie muß immunsuppressiv sein und für das Transplantat «Platz schaffen». Im Falle einer bösartigen Grunderkrankung soll die Vorbehandlung außerdem den malignen Zellklon endgültig eliminieren.

Im Verlauf der Jahre sind verschiedene Konditionierungs-Protokolle erprobt worden: Als Standardtherapien haben sich für die Panmyelopathie die Cyclophosphamid-Behandlung, für die Leukämie die Kombination von Cyclophosphamid und Ganzkörperbestrahlung durchgesetzt. Bei der akuten myeloischen Leukämie hat sich aber auch eine rein chemotherapeutische Vorbehandlung, die aus Cyclophosphamid und Busulfan besteht, als gut wirksam erwiesen. Patienten mit malignen Lymphomen, die eine autologe Knochenmarktransplantation erhalten sollen, werden ebenfalls vorzugsweise chemotherapeutisch vorbehandelt, da diese Patienten häufig mit Bestrahlungen oder mit lungentoxischen Zytostatika-Kombinationen vorbehandelt sind.

Für Risiko-Patienten in fortgeschrittenen Krankheitsstadien ist die Standard-Konditionierung häufig unzureichend. Bei Patienten mit Panmyelopathie, die durch multiple Transfusionen sensibilisiert worden sind, ist zusätzlich zur Cyclophosphamid-Gabe eine Lymphknotenbestrahlung zu empfehlen, andernfalls ist mit einer hohen Rate von Transplantatabstoßungen zu rechnen. Im Falle der Leukämie wird von einigen Zentren die zusätzliche Gabe von Etoposid, Cytosin-Arabinosid oder Nitrosoharnstoffen erprobt. Allerdings ist dann die Toxizität der Konditionierung deutlich höher.

Bei der Ganzkörperbestrahlung wurde früher in der Regel eine Einzeit-Exposition vorgenommen, und zwar mit Hilfe eines Linearbeschleunigers oder eines Kobalt-60-Gerätes. Die meisten Zentren gaben eine Dosis von ca. 10 Gy. Inzwischen bevorzugen fast alle Zentren Protokolle mit fraktionierter Bestrahlung. An mehreren aufeinanderfolgenden Tagen wird in 1–3 Sitzungen pro Tag jeweils eine Teildosis appliziert. Bei dieser Vorgehensweise kann eine höhere Gesamtdosis gegeben werden, da zwischen den Sitzungen Zellrepara-

turvorgänge ablaufen können. In den meisten Zentren werden die Lungen abgeschirmt und mit einer um ca. 20% reduzierten Dosis belastet.
Die fraktionierte Bestrahlung ist deutlich besser verträglich als die Einzeit-Exposition. Bei Einzeit-Bestrahlung treten während oder nach Abschluß der Exposition starke Übelkeit mit Erbrechen, gelegentlich Schüttelfrost und Temperaturanstieg sowie Parotisschwellung und Diarrhöen auf. Bei fraktionierter Bestrahlung sind diese Nebenwirkungen deutlich geringer. Nach einzeitiger Ganzkörperbestrahlung kommt es bei der Mehrzahl der Patienten zu einer Ausbildung von Katarakten, die häufig operativ versorgt werden müssen. Durch Fraktionierungs-Protokolle ließ sich das Kataraktrisiko auf ca. 20% reduzieren. Reversibel sind die nach der Konditionierung auftretende Mukositis und Alopezie. Nach Ganzkörperbestrahlung kommt es bei Frauen regelmäßig zu einer gonadalen Insuffizienz, die immer eine Sterilität bedingt. Bei Männern ist die Spermiogenese meist so beeinträchtigt, daß Zeugungsunfähigkeit besteht. Nach Cyclophosphamid-Konditionierung ohne Bestrahlung sind einige Schwangerschaften eingetreten und gesunde Kinder geboren worden. Werden Kinder mit einer Knochenmarkverpflanzung behandelt, kann die Ganzkörperbestrahlung zu Wachstumsstörungen führen, die bei Fraktionierung allerdings deutlich geringer sind als bei Einzeit-Bestrahlung.
Die Konditionierungs-Therapie ist eine sehr eingreifende Maßnahme: Sie ist supraletal dosiert und belastet jedes Organ. Einige kardiotoxische Zwischenfälle wurden beobachtet. Pulmonale und hepatische Toxizität können ursächlich für interstitielle Pneumonie und Venenverschlußkrankheit (veno-occlusive disease) in Betracht kommen. Neben der Strahlendosis sind die Dosisleistung, die Art der Fraktionierung, die Homogenität, die Strahlenqualität, die Position des Patienten und die Art der Abschirmung von großer Bedeutung. Wegen der komplexen physikalischen und strahlenbiologischen Zusammenhänge sind Vergleiche unter den Zentren schwer zu führen. Die allgemein geübte alleinige Angabe der Ganzkörperdosis ist für vergleichende Analysen unzureichend.
Die hochdosierte Cyclophosphamid-Infusion kann zu einer hämorrhagischen Zystitis führen. Vorbeugen läßt sich durch die Gabe von

Mesna[1] und forcierte Diurese. Der prophylaktische Einsatz von potenten Antiemetika ist während der Konditionierung geboten. Unter hochdosierter Busulfan-Medikation kann es zu epileptiformen Anfällen kommen. Deswegen wird die prophylaktische Gabe von Phenytoin empfohlen (Tab. 2).

Tabelle 2. Konditionierung vor Knochenmarktransplantation

SAA	Cyclophosphamid 50 mg/kg/d × 4 d i.v.
Leukämien	Cyclophosphamid 60 mg/kg/d × 2 d i.v. + Ganzkörperbestrahlung 10–15 Gy
oder	Cyclophosphamid 60 mg/kg/d × 2 d – 50 mg/kg/d × 4 d i.v. + Busulfan 4 mg/kg/d × 4 d

---

[1] Uromitexan®

5. Technik der Markentnahme

Die Markentnahme für eine Knochenmarktransplantation erfolgt in Vollnarkose oder Spinalanästhesie durch multiple Nadelpunktionen im Bereich des knöchernen Beckens unter sterilen Bedingungen in einem Operationssaal. Der Eingriff dauert etwa 45 bis 90 min. Um die Kontamination durch peripheres Blut gering zu halten, sollten jeweils von unterschiedlichen Stellen kleine Volumina von 3 bis 6 ml aspiriert werden. Insgesamt werden etwa 600 bis 1 600 ml benötigt. Das Transplantat sollte pro Kilogramm Körpergewicht des Empfängers etwa 2×10^8 bis 4×10^8 kernhaltige Zellen enthalten. Für eine autologe Transplantation reichen 1×10^8 Zellen. Das Markaspirat wird in einem Gewebekulturmedium mit Heparin suspendiert und nach Kollektion zentrifugiert und filtriert, um sich absetzendes Fett und Klumpen entfernen zu können. Anschließend erfolgt die intravenöse Gabe über einen zentralen Venenzugang. Für die Transfusion kann ein normales Bluttransfusionsbesteck benutzt werden. Einige Zentren pressen nach jeder einzelnen Aspiration den Spritzeninhalt über einen Filter in einen Behälter und geben das Gesamtvolumen ohne einen Zentrifugiervorgang über ein Infusionsbesteck ohne Filter.

Liegt eine Major-AB0-Blutgruppendifferenz zwischen Empfänger und Spender vor, muß der Erythrozytengehalt des Transplantats durch Zellseparationstechniken mit der sogenannten «buffy-coat»-Technik oder mit Hilfe eines Zellseparators vermindert werden oder beim Empfänger durch Plasmaersatz der Isohämagglutinintiter reduziert werden. Bei niedrigem Isohämagglutinintiter ist es auch möglich, das Transplantat mit Erythrozyten besonders langsam zu transfundieren, nachdem zuvor die Isohämagglutinine durch Gabe einer Einheit von Erythrozyten der Donorblutgruppe abgebunden wurden. Bei Major-AB0-Inkompatibilität kann es gelegentlich vorübergehend zu Hämolysezeichen und zu einer länger andauernden Anämie kommen. Bei anhaltender Suppression der transplantierten Erythropoese sind gelegentlich Plasmapheresen oder die Transfusion von inkompatiblen Erythrozyten zur Adsorption der Isohämagglutinine hilfreich.

Vor der Markentnahme wird der Spender internistisch und hämatologisch sorgfältig untersucht. Acht Tage vor dem Eingriff wird eine Einheit Eigenblut entnommen und für den Tag der Markentnahme vorrätig gehalten. Die Gabe von Fremdblut läßt sich in der Regel vermeiden.

Bereits während des Punktionsvorgangs können Leukozyten und Thrombozyten über die Normalwerte ansteigen; gelegentlich benötigt die entnahmebedingte Anämie bis zur Normalisierung einige Tage oder Wochen und dies insbesondere, wenn der Markspender – wie üblich – auch häufiger noch als Blutspender herangezogen wird. Das Hauptrisiko für den Spender ist das Narkoserisiko. Von einigen lebensbedrohlichen Narkosezwischenfällen bei Markentnahme wurde berichtet.

Der Punktionsbereich kann einige Tage, selten auch Wochen, schmerzhaft sein. Entzündungen im Punktionsbereich sind selten. In der Regel kann der Spender am Tage nach der Markentnahme aus stationärer Behandlung entlassen werden; er sollte sich aber noch einige Wochen für eventuelle Blutspenden zur Verfügung halten, da der Markspender natürlich der für den Patienten ideale Blutspender ist. In der Zeit vor einer geplanten Knochenmarktransplantation dagegen sollte keineswegs der prospektive Markspender oder ein anderes Familienmitglied für den Patienten Blut spenden, da sonst eine

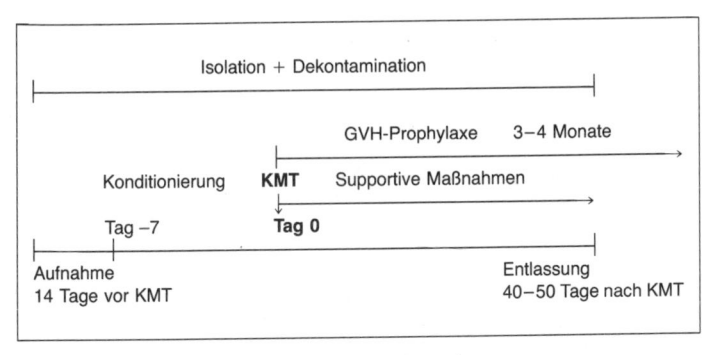

Abb. 3. Procedere bei Knochenmarktransplantation.

spezifische Sensibilisierung und akute Transplantatabstoßung die Folge sein können.
Bisher wurden im allgemeinen Spender aus dem Familienkreis der Patienten gewählt; der Einsatz unverwandter Spender gilt noch als experimentell.

6. Klinischer Verlauf nach Knochenmarktransplantation

6.1 Supportive Maßnahmen

Zur Zeit der Marktransfusion sind die peripheren Leukozyten und Thrombozyten des Patienten infolge der vorbereitenden zytotoxischen Konditionierungs-Therapie bereits auf niedrige Werte abgefallen. Um Blutungen zu vermeiden, sollten die Thrombozytenwerte durch Gabe von Thrombozytenkonzentraten, die mit Hilfe von Zellseparatoren gewonnen wurden, über $20 \times 10^9/l$ gehalten werden. In der Phase der Aplasie müssen in der Regel 3 Thrombozytenkonzentrate pro Woche, gelegentlich auch mehr, transfundiert werden.

Die meisten Patienten, auch wenn sie zum Zeitpunkt der Knochenmarktransplantation infektfrei sind, erwerben trotz aller vorbeugender Maßnahmen in der Zeit der therapieinduzierten Knochenmarkaplasie fieberhafte Infektionen. Da diese Infekte immer lebensbedrohlich sein können, muß bei Auftreten von Fieber unverzüglich eine breit wirksame bakterizide, antibiotische Therapie begonnen werden, ohne daß die Ergebnisse von kulturellen Untersuchungen abgewartet werden können. In der Regel empfiehlt sich eine Zweier- oder Dreierkombination aus einem Aminoglykosid, einem Penicillin und einem Cephalosporin. Wichtig ist, daß nicht nur Gram-negative, sondern auch besonders die Gram-positiven Bakterien erfaßt werden, da letztere in jüngster Zeit in wachsendem Maße zu Problemkeimen geworden sind. Aus diesem Grund wird zunehmend Vancomycin in der antibiotischen Kombinationstherapie eingesetzt (Tab. 3).

Trotz Gabe von hochdosierten Antibiotika-Kombinationen werden Patienten in der frühen Aplasie selten fieberfrei; ein Absetzen der Therapie ist selbst dann nicht anzuraten, wenn es sich um Fieber unbekannter Ursache (FUO) handelt. Gegebenenfalls ist zu prüfen, ob eine systemische antimykotische Therapie durchgeführt werden muß. Selbst wenn ein Pilznachweis nicht sicher gelingt, muß die Indikation für eine fungizide Therapie frühzeitig auch im Verdachtsfall gestellt werden. In der Regel wird Amphotericin-B in Kombination mit 5-Fluorocytosin intravenös gegeben. Wegen der besseren Verträglichkeit verabreichen wir Amphotericin-B als 12- bis 24stündige Dauerinfusion (Tab. 3).

Bei Hinweisen auf Herpes-Infektionen muß eine parenterale Aciclovir-Therapie eingeleitet werden.

Früher haben einige Zentren nach Knochenmarktransplantation prophylaktisch Granulozytentransfusionen verabreicht; inzwischen ist man aber eher zurückhaltend, insbesondere da auf diese Weise Zytomegalo-Viren übertragen werden können. Empfehlenswert ist, ausschließlich Blutprodukte von Blutspendern einzusetzen, die keine Antikörper gegen Zytomegalo-Viren haben. Alle Thrombozyten-, Granulozyten- oder Erythrozytenkonzentrate, natürlich auch Vollblut, müssen vor der Gabe mit 15–25 Gy bestrahlt werden, um immunkompetente Lymphozyten, die eine Transplantat-gegen-Wirt-Reaktion hervorrufen könnten, zu inaktivieren. Die Vitalität von Erythrozyten, Thrombozyten und Granulozyten wird durch die genannten Strahlendosen nicht wesentlich beeinträchtigt.

Tabelle 3. Empirische antiinfektiöse Therapie bei Granulozytopenie

Antibakterielle Therapie
Penicillin + penicillinasestabiles Penicillin + Aminoglykosid Cephalosporin + Aminoglykosid Penicillin + Cephalosporin + Aminoglykosid Penicillin (Cephalosporin) + Vancomycin + Aminoglykosid Alternative Kombinationspartner: Fosfocin, Imipenem, Gyrasehemmer, Rifampicin, Teicoplanin
Antimykotische Therapie
Amphotericin B i.v. 5-Fluorocytosin i.v.
Antivirale Therapie
HSV, VZV: Aciclovir i.v. CMV: Ganciclovir + CMV-Hyperimmunglobulin i.v.

In der Regel kommt es in der 3. Woche post transplantationem zu einem Wiederanstieg der peripheren Blutzellen, so daß Infektionen dann im allgemeinen rasch unter Kontrolle kommen. Abgesehen von fieberhaften Infekten belasten den Patienten in der Phase der Aplasie besonders Mukositis, Übelkeit und Erbrechen. Aus diesem Grund ist eine mehrwöchige parenterale Ernährung über den zentralen Venenzugang notwendig. Als Venenzugang wird von vielen Zentren der Hickman-Katheter benutzt, der streckenweise subkutan verlegt wird und an der Austrittstelle mit Hilfe einer Kunststoffmanschette subkutan fixiert ist. Dieser Katheter kann in der Regel wochenlang belassen werden. Bei Hinweisen auf eine Katheterinfektion muß er natürlich entfernt werden. Zu beachten ist, daß Gram-positive Kokken sich in Plastikmaterial von Venenkathetern einnisten können.

6.2 Gnotobiotische Maßnahmen

Von besonderer Bedeutung ist die konsequente Durchführung von prophylaktischen Maßnahmen zur Verhinderung von Infektionen (Tab. 4). Der Patient muß in einem keimarmen Raum betreut, seine bakterielle und mykotische Flora durch orale Gabe von schwer resorbierbaren Antibiotika und Antimykotika sowie durch tägliche Hautreinigungsbäder weitgehend eliminiert oder stark supprimiert wer-

Tabelle 4. Infektionsprophylaxe

Isolation in keimarmen Räumen
Orale Dekontamination mit schwer resorbierbaren Antibiotika und Antimykotika
Pneumozystis-Prophylaxe mit Co-trimoxazol
Verwendung von CMV-negativen Blutprodukten
CMV-Prophylaxe mit Hyperimmunglobulin (?)
Herpes-Prophylaxe mit Aciclovir (?)
Autoklaviertes Essen
Tägliches desinfizierendes Bad

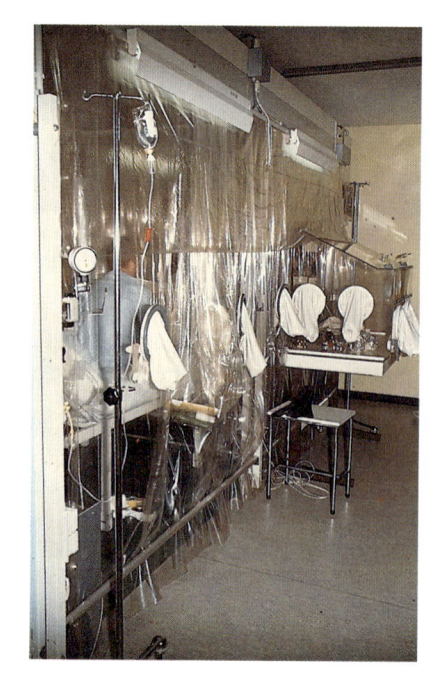

Abb. 4. Laminar air flow-Isolationszelt (Fallstrom) (Pielkenrood-vinitex b. v. Assendelft, NL).

den. Da Pilze bei antibiotischer Dekontamination häufig Wachstumsvorteile bekommen, sollte die fungistatische Prophylaxe bereits einige Tage vor den antibiotischen Maßnahmen beginnen. Dekontamination und Isolation müssen bis zur Entlassung des Patienten fortgeführt werden, gibt es doch Hinweise, daß die Dekontamination nicht nur gegen Infektionen, sondern auch gegen Transplantat-gegen-Wirt-Reaktionen prophylaktisch wirksam ist. Besonders aus letzterem Grund entlassen wir die Patienten in der Regel erst ca. 45 Tage nach Transplantation. Selbstverständlich muß die Effizienz von Dekontamination und Isolation durch regelmäßige Überwachungskulturen überprüft werden. Aus diesen Kulturen kann nicht selten frühzeitig auf die relevanten Keime bei auftretenden Infektionen ge-

schlossen werden. Bekanntlich sind die meisten Infektionen bei granulozytopenischen Patienten endogener intestinaler Herkunft.
Alle Gegenstände, die in den Patientenraum gegeben werden, sind zu desinfizieren oder sterilisieren. Auch Nahrungsmittel werden sterilisiert. Für die Isolation haben sich insbesondere Laminar-Air-Flow-Einheiten bewährt (Abb. 4). Die Isolationsräumlichkeiten müssen täglich desinfiziert werden. Das betreuende Personal sowie Besucher legen vor Betreten des Patientenraums sterile Kleidung an.

6.3 Komplikationen

Vorbeugend gegen Graft-versus-Host-Reaktionen wird nach Knochenmarktransplantation eine immunsuppressive Therapie durchgeführt, z. B. mit Methotrexat, Ciclosporin oder der Kombination beider Medikamente. Diese immunsuppressive Medikation ist nicht wie bei anderen Organverpflanzungen lebenslang notwendig, sondern wird nur einige Monate verabreicht. Tritt eine Graft-versus-Host-Reaktion ein, muß die immunsuppressive Therapie intensiviert und verlängert werden.
Neben der Neigung zu Infekten und Blutungen sind in der frühen Post-Transplantationsphase Komplikationen durch interstitielle Pneumonie und «veno-occlusive disease» möglich. Beide Komplikationen sind zum Teil durch Toxizität der Behandlung bedingt; bei der interstitiellen Pneumonie sind aber häufig auch Infektionserreger wie Zytomegalo-Viren oder Pneumocystis carinii im Spiel. Vorbeugend gegen Pneumocystis carinii geben die meisten Zentren schon vor Transplantation Co-trimoxazol; prophylaktisch gegen Zytomegalo-Virus-Infekte wird von manchen Gruppen ein entsprechendes Hyperimmunglobulin eingesetzt. Viele Zentren geben vorbeugend gegen Herpes-Viren regelmäßig Aciclovir.
Bei konsequentem Einsatz der geschilderten intensivmedizinischen, prophylaktischen und therapeutischen Maßnahmen gelingt es in der Regel, die gefährliche zytopenische Phase zu überwinden. Todesfälle in der Aplasie sind relativ selten geworden. Leider gibt es aber auch nach Restitution der Hämatopoese noch gefährliche Komplikationsmöglichkeiten.

Nach erfolgreicher Knochenmarktransplantation ist der Patient lebenslang eine hämatopoetische Chimäre mit hämatopoetischen Zellen vom Typ des Spenders. Der Nachweis des Chimärismus gelingt z. B. mit chromosomalen Markern, Blutgruppen, Immunglobulin-Allotypen usw. Es konnte gezeigt werden, daß auch Osteoklasten, hepatische Makrophagen und Alveolarmakrophagen vom Donor-Typ waren. Gelegentlich ist auch ein gemischter Chimärismus nachweisbar, bei dem nebeneinander hämatopoetische Zellen des Rezipienten und des Donors existieren. Sind residuelle hämatopoetische Zellen des Rezipienten nach allogener Knochenmarktransplantation nachweisbar, ist natürlich bei Leukämien die Wahrscheinlichkeit gegeben, daß es trotz Transplantation zu einem erneuten leukämischen Rezidiv kommt. Bemerkenswerterweise ist in ganz seltenen Fällen durch chromosomale Untersuchungen bewiesen worden, daß die Donorzellen des Transplantats leukämisch transformiert wurden. Üblicherweise sind Rezidive nach Knochenmarktransplantation jedoch vom Rezipient-Typ.

Im ersten Jahr nach Knochenmarktransplantation besteht noch eine anhaltende Immundefizienz und Anfälligkeit gegenüber Infekten. Häufig sind Herpes-Infektionen. Auch seltenere Infektionen wie Toxoplasmose oder Tuberkulose wurden beobachtet. Interstitielle Pneumonien häufen sich in der 6. bis 10. Woche nach Transplantation. Auch Graft-versus-Host-Reaktionen können ein Jahr lang noch auftreten. Später sind nur noch leukämische Rezidive als letale Komplikationen zu befürchten. Nach dem dritten Jahr post transplantationem werden leukämische Rezidive nur noch selten beobachtet. Wir selbst haben sechs Jahre nach Transplantation zwei leukämische Rückfälle gesehen.

Als wichtige Spätkomplikationen sind Katarakte, Sterilität und Wachstumsstörungen bei Kindern zu nennen. Wie schon betont, wurde die Inzidenz von Katarakten und Wachstumsstörungen durch Fraktionierungs-Protokolle reduziert. Das Risiko von sekundären Malignomen ist bisher niedrig. Allerdings sind die Beobachtungszeiten, die bis zu 20 Jahre reichen, sicherlich noch zu kurz.

7. Indikationen und klinische Resultate

Die Hauptindikationen für eine allogene Knochenmarktransplantation sind in Tabelle 5 aufgeführt.

Tabelle 5. Haupt-Indikationen für die allogene Knochenmarktransplantation

Schwere Panmyelopathie
Akute myeloische Leukämie
Akute lymphatische Leukämie
Akute undifferenzierte Leukämie
Chronische myeloische Leukämie
Schwere kombinierte Immundefizienz
Fanconi-Anämie
Thalassaemia major
Akute Osteomyelofibrose
Myelodysplastisches Syndrom in leukämischer Transformation

7.1 Panmyelopathie (schwere aplastische Anämie)

Die Panmyelopathie, im anglo-amerikanischen Schrifttum aplastische Anämie (severe aplastic anemia) genannt, ist ein Syndrom, das durch eine mangelhafte Produktion von Blutzellen gekennzeichnet ist. Die Blutbildungsstörung kann unterschiedlich stark ausgeprägt, der klinische Verlauf variabel sein. Die pathogenetischen Zusammenhänge bleiben häufig unklar. Ionisierende Strahlen, Chemikalien oder Medikamente kommen ursächlich in Betracht. Auch Virusinfekte wie die Hepatitis können eine Panmyelopathie auslösen.
Pathogenetisch kann eine Schädigung der hämatopoetischen Stammzelle oder des hämatopoetischen Mikroenvironments vorliegen. Auch durch immunologische Vorgänge kann das Stammzellpotential beeinträchtigt werden, z. B. durch Suppressor-Lymphozyten oder zytotoxische Antikörper.
Charakterisiert ist die Panmyelopathie durch Panzytopenie und Hypozellularität des Knochenmarks. Eine schwere Form liegt vor, wenn

die Granulozyten unter $0,5 \times 10^9/l$, die Thrombozyten unter $20 \times 10^9/l$ und die Retikulozyten unter 10‰ abgefallen sind. Bei diesem Schweregrad sterben 70 bis 80 % der Patienten, die meisten bereits innerhalb der ersten sechs Monate nach Erkrankungsbeginn.
Die konventionelle Therapie der Panmyelopathie besteht in der Gabe von Bluttransfusionen und Antibiotika. Viele Autoren berichteten über positive Effekte von Androgenen. In prospektiven Studien konnte allerdings die therapeutische Wirkung von Androgenen nicht gesichert werden. Dagegen ist der Einsatz von immunsuppressiven Medikamenten bei einigen Patienten erfolgreich. Versucht wurden Corticosteroide, Antilymphozytenserum (ALS), Antihymozytenglobulin (ATG), Ciclosporin und Cyclophosphamid. In Studien mit ALS oder ATG wurde bei etwa der Hälfte der Patienten eine Besserung der Hämatopoese erzielt, so daß die Patienten nicht mehr transfusionsbedürftig waren. Allerdings kam es nicht selten nur zu Teilremissionen, auch Rezidive der Erkrankung nach zunächst erfolgreicher Therapie wurden beobachtet.
Die Überlegung, durch die Gabe von Knochenmark eines gesunden Spenders das defekte Stammzellsystem des Patienten zu korrigieren, ist naheliegend. Da aber nur die Minderheit der Patienten über einen syngenen oder allogenen Spender verfügt und da die Knochenmarktransplantation Risiken mit sich bringt, wird man der Entwicklung von In-vitro-Tests, die ein Ansprechen auf ALS voraussagen, große Aufmerksamkeit zu widmen haben. Knochenmarktransplantationen nach fehlgeschlagener Therapie mit ALS haben eine eingeschränkte Erfolgschance, da multitransfundierte Patienten häufig das Knochenmarktransplantat abstoßen und da nach langem Krankheitsverlauf vermehrt Komplikationen durch Blutungen oder Infektionen eintreten.
Bei der Auswahl der Kandidaten für eine Knochenmarktransplantation sind insbesondere drei Gesichtspunkte ausschlaggebend:
1. Schweregrad der Krankheit;
2. Vorhandensein eines histokompatiblen Spenders;
3. Alter des Patienten.
Die Ursache der Panmyelopathie ist bei der Entscheidung von sekundärer Bedeutung. Allerdings muß bei der Fanconi-Anämie beachtet werden, daß diese Patienten gegenüber Chemotherapie oder

Bestrahlung infolge eines gestörten Reparaturvermögens der DNS besonders sensibel sind, so daß Dosisreduktionen notwendig sind. Auch Panzytopenien bei paroxysmaler nächtlicher Hämoglobinurie können durch eine Knochenmarktransplantation erfolgreich behandelt werden, wenn auch nach jahrelangem Verlauf Organsiderose und Sensibilisierung durch Bluttransfusionen ernste Probleme aufwerfen können.

Die meisten Zentren sind sich darin einig, daß bei Vorliegen einer schweren Panmyelopathie umgehend eine Knochenmarktransplantation erfolgen sollte, sofern ein HLA-identischer Spender aus dem Familienkreis zur Verfügung steht und der Patient unter 40 Jahre alt ist. Bei partieller Histokompatibilität des Spenders oder höherem Alter des Patienten ist als Primärbehandlung eine immunsuppressive Therapie anzuraten. Schlägt diese fehl, muß erneut eine Knochenmarktransplantation, eventuell auch mit partiell-identischem verwandten oder unverwandten Spender, überdacht werden.

7.1.1 Vorbereitende Maßnahmen

Ist die Diagnose einer schweren Panmyelopathie gesichert, so sollte umgehend mit einem entsprechenden Zentrum die Indikation einer Knochenmarktransplantation diskutiert werden. Zunächst muß durch HLA- und MLC-Typisierung des Kranken und seiner Familie die Spendersituation geklärt werden. Grundsätzlich sollten bei einer Panmyelopathie, insbesondere wenn eine Knochenmarktransplantation erfolgen soll, Bluttransfusionen nur mit größter Zurückhaltung gegeben werden. Keinesfalls dürfen Familienmitglieder des Kranken vor einer geplanten Knochenmarktransplantation als Blutspender für ihren Angehörigen herangezogen werden; eine spezifische Sensibilisierung und das Risiko der Transplantatabstoßung können die fatale Folge sein. Je weniger Bluttransfusionen vor einer Transplantation erfolgen, um so besser ist die Erfolgschance. Die Risiken von transfusionsbedingter Sensibilisierung, aber auch von Blutungen und Infekten, können durch frühzeitige Knochenmarktransplantation entscheidend reduziert werden.

Die supportiven Maßnahmen bei Transplantationskandidaten müssen mit besonderer Sorgfalt geplant werden. Beim Thrombozytenersatz sollten möglichst ausschließlich hochkonzentrierte Zellpräparate verwendet werden, die sich mit Hilfe von Zellseparatoren gewinnen lassen. Entwickelt der Patient einen fieberhaften Infekt, so muß nach den Regeln, die auch für immundefiziente neutropenische Patienten unter zytostatischer Chemotherapie gelten, verfahren werden. Umgehend sollten Kulturen von Blut und Körperabstrichen angelegt und sofort eine empirische hochdosierte und kombinierte antibiotische Therapie mit bakteriziden Substanzen begonnen werden. Später kann die antibiotische Kombination je nach Kulturergebnis modifiziert werden. Bewährt haben sich für die empirische Therapie Kombinationen von einem synthetischen Penicillin oder einem Cephalosporin mit einem Aminoglykosid. Gegebenenfalls müssen zusätzlich auch Antimykotika intravenös verabreicht werden. Oral sollten Antimykotika bereits prophylaktisch eingesetzt werden.

7.1.2 *Konditionierung und Transplantation*

Vor der Gabe eines allogenen Transplantats muß das Immunsystem des Empfängers durch eine immunsuppressive Therapie ausgeschaltet werden. Bewährt hat sich die Konditionierung mit Cyclophosphamid, das in der Regel an vier aufeinanderfolgenden Tagen in einer Tagesdosis von 50 mg/kg Körpergewicht intravenös gegeben wird. Früher wurde von der Seattle-Gruppe empfohlen, einen Tag vor Beginn der Cyclophosphamid-Therapie dem Patienten «buffy-coat»-Zellen des Knochenmarkspenders zu infundieren. Die Idee war, durch Spenderzellantigene die immunkompetenten Lymphozyten des Empfängers zu stimulieren und sie so besonders empfänglich für die zytotoxische Wirkung des Cyclophosphamids zu machen. Der theoretische Vorteil dieses Vorgehens ließ sich aber klinisch nicht absichern, so daß man später wieder davon abkam.

Die gewählte Cyclophosphamid-Dosis kann zu einer hämorrhagischen Zystitis führen. Forcierte Diurese und die Gabe des Uroprotektors Mesna sind daher indiziert. Wegen der regelmäßig eintretenden Nausea ist die prophylaktische Gabe von Antiemetika notwendig.

Ist der Patient durch multiple Transfusionen sensibilisiert, ist es notwendig, den immunsuppressiven Effekt des Cyclophosphamids zu verstärken, z. B. durch eine zusätzliche Bestrahlung sämtlicher Lymphknotenregionen. Ganzkörperbestrahlungen werden wegen der erhöhten Toxizität bei Panmyelopathie-Patienten nur zurückhaltend eingesetzt.

Die intravenöse Gabe des Transplantats erfolgt 24–48 h nach der letzten Cyclophosphamid-Infusion. Das Transplantat sollte mindestens $3-4 \times 10^8$ kernhaltige Zellen/kg Körpergewicht des Empfängers enthalten. Transplantationen mit weniger Zellen führen insbesondere bei einer längeren Transfusionsanamnese nicht immer zu einem dauerhaften Angehen des Marks. Liegt die Zellkonzentration des Transplantats unter 3×10^8/kg Körpergewicht, so empfiehlt es sich, anschließend noch fünf Tage lang aus dem Blut des Markspenders «buffy-coat»-Zellen zu gewinnen und dem Patienten zu transfundieren. Die Seattle-Gruppe konnte zeigen, daß auf diese Wesie die Angehrate eines allogenen Transplantats verbessert werden kann. Allerdings wird durch zusätzliche Gabe von peripheren «buffy-coat»-Zellen das GvHD-Risiko des Patienten etwas gesteigert.

Steht ein eineiiger Zwilling als Spender zur Verfügung, kann man zunächst versuchen, die Transplantation ohne jede Vorbehandlung durchzuführen, also ohne immunsuppressive Konditionierung. Führt die 1. Transplantation nicht zu einer dauerhaften Restitution, kann die Transplantation wiederholt werden, und zwar dann mit Cyclophosphamid-Konditionierung.

7.1.3 Klinische Ergebnisse

Die klinischen Ergebnisse der Knochenmarktransplantation bei Panmyelopathie haben sich in den vergangenen 15 Jahren stetig verbessert. Die längsten Beobachtungszeiten reichen jetzt bis zu 20 Jahre. Nachdem anfänglich bei etwa 45% der Patienten Heilungen zu erzielen waren, liegt jetzt die Erfolgschance bei 70–80%, sofern die Transplantation frühzeitig erfolgt und der Spender ein HLA- und MLC-identisches Familienmitglied ist.

In Seattle erhielten 50 Patienten, die bis 48 h vor der ersten Cyclophosphamid-Gabe keine einzige Bluttransfusion bekommen hatten, ein allogenes Transplantat von HLA-identischen Familienspendern. Die Überlebenswahrscheinlichkeit dieser Patienten war 82% bei Beobachtungszeiten von 3–15 Jahren. Transplantatabstoßungen kamen nur selten vor, während sie bei multi-transfundierten Patienten in über 30% der Fälle beobachtet wurden.

Neben der Abstoßung beeinflußten besonders akute und chronische GvHD die Überlebenschance der Patienten. Nach den Erfahrungen der Seattle-Gruppe lag die Inzidenz der akuten GvHD bei 55%, wenn der Spender ein HLA-identisches Familienmitglied war und Methotrexat als Immunsuppressivum eingesetzt wurde. In einer neueren Studie, in der die Kombination von Methotrexat und Ciclosporin untersucht wurde, konnte die Inzidenz der akuten GvHD auf 18% reduziert werden. Auf die Inzidenz der chronischen GvHD, die bei 40–50% lag, hatte die Kombinationstherapie keinen positiven Effekt.

Die Studien der Seattle-Gruppe machten übrigens deutlich, daß auch gnotobiotische Maßnahmen mit oraler Dekontamination und Isolation in Laminar-Air-Flow-Krankenzimmern die Inzidenz der akuten GvHD senken und die Überlebenschance der Panmyelopathie-Patienten verbessern können.

Die International Bone Marrow Transplant Registry (IBMTR) in Milwaukee (USA), der die meisten Gruppen ihre Transplantationen melden, analysierte die Ergebnisse von 455 Patienten mit Panmyelopathie, die ein allogenes Transplantat von HLA-identischen Familienspendern erhalten hatten. Von 163 Patienten, die in der Zeit zwischen 1978 und 1980 transplantiert wurden, überlebten 47% ± 9%. Dagegen betrug das aktuarielle Überleben vier Jahre nach Transplantation bei 292 Patienten, die seit 1981 behandelt wurden, 63% ± 7%.

Nach den Resultaten der IBMTR ist bei gleichem Geschlecht zwischen Spender und Empfänger ein besseres Ergebnis zu erwarten als bei Geschlechtsdifferenz (63% ± 6% versus 45% ± 9%).

Auch in der Bundesrepublik Deutschland hat die Knochenmarktransplantation bei Panmyelopathie in den vergangenen zehn Jahren eine ähnlich positive Aufwärtsentwicklung genommen. Nach einer Analyse der Deutschen Arbeitsgemeinschaft für Knochenmarktransplantation überlebten in den Jahren 1972 bis 1978 15,8% und zwischen den Jahren 1982 und 1985 65,9% der Patienten. In unserem Zentrum in Essen wurden bei 21 Patienten mit Panmyelopathie allogene Transplantationen durchgeführt. 16 Patienten (76%) leben noch. Die längste Beobachtungszeit beträgt jetzt 8,5 Jahre.

Interstitielle Pneumonien, die bei Patienten mit Leukämie die häufigste Todesursache sind, treten bei Patienten mit Panmyelopathie deutlich seltener auf. Diese Tatsache verdeutlicht, daß neben Infektionen die Ganzkörperbestrahlung, die bei Leukämiepatienten wichtiger Bestandteil der Konditionierung ist, ein Risikofaktor für die interstitielle Pneumonie ist.

In der IBMTR-Analyse wird für die Panmyelopathie-Patienten, die keine Bestrahlung erhielten, eine Pneumonitis-Inzidenz von 8% angegeben, während sie für die Leukämie bei 29% liegt. In 76% der Fälle war diese Komplikation tödlich, in 39% wurde als Erreger Zytomegalo-Virus nachgewiesen. Ein deutlicher Risikofaktor war das Vorliegen einer schweren GvHD. Auch die GvHD-Prophylaxe erwies sich als Risikofaktor. Unter Methotrexat trat eine interstitielle Pneumonie signifikant häufiger auf als unter Ciclosporin.

Katarakte oder Störungen der endokrinen Funktionen und des Wachstums bei Kindern, die bei Ganzkörperbestrahlung häufiger beobachtet werden, gibt es bei Panmyelopathie-Patienten kaum. Mehrere Patientinnen haben gesunde Kinder bekommen. Bisher scheint

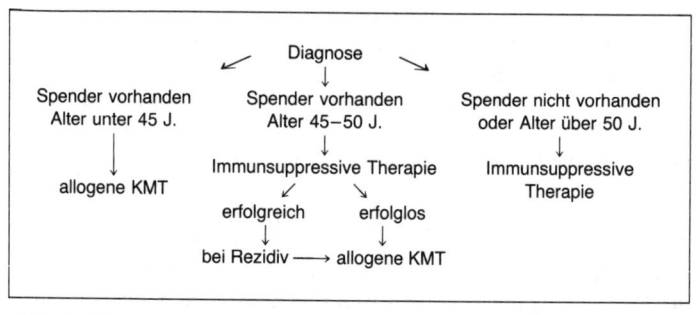

Abb. 5. Schwere Panmyelopathie.

die Rate von sekundären Malignomen nicht erhöht; allerdings sind die Beobachtungszeiten wohl noch zu kurz.

7.2 Leukämien

Das therapeutische Prinzip einer Knochenmarktransplantation bei akuter oder chronischer Leukämie besteht darin, die maligne Hämatopoese des Kranken mit einer hochdosierten zytotoxischen Behandlung auszuschalten und durch das Knochenmarktransplantat eines geeigneten Spenders zu ersetzen.

Zwar sind bei der Polychemotherapie der akuten Leukämie in den vergangenen Jahren große Fortschritte gemacht worden, doch erleiden immer noch viele Erwachsene und Kinder mit akuter myeloischer Leukämie oder mit akuter lymphatischer Leukämie vom Hochrisiko-Typ leukämische Rezidive und versterben. Es ist anzunehmen, daß viele dieser Patienten länger überleben würden oder sogar geheilt werden könnten, wenn es möglich wäre, die Chemotherapie höher zu dosieren. Protrahierte Myelosuppression und allgemeine Organtoxizität setzen jedoch enge Grenzen. Kann der myelosuppressive Effekt einer Hochdosis-Therapie durch eine anschließende Knochenmarktransplantation überwunden werden, lassen sich Behandlungsprotokolle mit hohem kurativen Potential anwenden.

Anfänglich wurden bei Leukämien Knochenmarktransplantationen ausschließlich im therapierefraktären Endstadium durchgeführt. Naturgemäß waren die Resultate unbefriedigend, wenn auch bei einem kleinen Prozentsatz der Patienten Langzeitüberleben oder Heilungen erzielt werden konnten.

Da das Konzept der therapeutischen Knochenmarktransplantation an bestrahlten Tieren experimentell erprobt wurde, verwundert es nicht, daß die Ganzkörperbestrahlung ein wichtiger Bestandteil der Konditionierung für die allogene Knochenmarktransplantation bei Leukämie-Patienten wurde. Als Standard setzte sich das von der Transplantationsgruppe in Seattle entwickelte Protokoll durch, das eine Ganzkörperbestrahlung von 10 Gy vorsieht. In Seattle erfolgt die Bestrahlung mit Hilfe von zwei opponierenden Kobalt-60-Quellen, andere Zentren benutzen Linearbeschleuniger.

Jahrelang wurde die Ganzkörperdosis einzeitig appliziert. Später gingen die meisten Zentren auf eine fraktionierte Dosierung über, die die Einstrahlung höherer Dosen mit geringerer Toxizität erlaubt. Eine alleinige Vorbehandlung mit Ganzkörperbestrahlung erwies sich als zu wenig antileukämisch: Die Seattle-Gruppe fügte deswegen Cyclophosphamid zu, das fünf bzw. vier Tage vor der Ganzkörperbestrahlung intravenös gegeben wurde. Die Kombination von Ganzkörperbestrahlung und Cyclophosphamid ist immer noch das Standardverfahren, an dem sich andere Protokolle messen lassen müssen. Konditionierungsprogramme, die neben Ganzkörperbestrahlung und Cyclophosphamid noch weitere Zytostatika enthielten, erwiesen sich häufig als zu toxisch und mußten wieder aufgegeben werden. Allerdings ist zu bedenken, daß die negativen Erfahrungen der frühen Untersuchungen bei Patienten in Endstadien ihrer Grunderkrankung gemacht wurden. Die Kranken waren intensiv vorbehandelt und häufig in schlechtem Allgemeinzustand; außerdem handelte es sich in der Regel um eine große Menge von Leukämiezellen mit resistenten Klonen. Da neuerdings vorzugsweise in Remission transplantiert wird, sind die Voraussetzungen günstiger. Es sollte daher erneut geprüft werden, ob die Standard-Konditionierungstherapie durch Einfügen weiterer zytostatischer Substanzen verstärkt werden kann. Einige Zentren untersuchen Cytosin-Arabinosid, Nitrosoharnstoffe, Etoposid oder Anthrazykline.

Auch Konditionierungen ohne Ganzkörperbestrahlung wurden beschrieben. Als besonders wirksam erwies sich die Kombination von Cyclophosphamid und Busulfan, die von der Gruppe in Baltimore eingeführt wurde.

7.2.1 *Akute myeloische Leukämie*

Die moderne Polychemotherapie der akuten myeloischen Leukämie (AML) kann in etwa 20% bei Erwachsenen und in 40–50% bei Kindern rezidivfreies Langzeitüberleben erreichen. Wenn ein Patient einmal einen Rückfall erlitten hat, gibt es ohne Knochenmarktransplantation kaum Hoffnung auf Heilung. Mit den heute üblichen Konditionierungsprotokollen und allogener Knochenmarktransplanta-

tion lassen sich bei etwa 20% der AML-Patienten im Rezidiv Heilungen erzielen. Deutlich besser sind die Ergebnisse, wenn die Knochenmarktransplantation in Vollremission erfolgt, weil dann das Risiko eines erneuten Rückfalls geringer ist. Vierzig bis siebzig Prozent dieser Patienten überleben drei oder mehr Jahre rezidivfrei.
Tabelle 6 zeigt die Wahrscheinlichkeit von Rückfall und Überleben nach drei Jahren, wie die Seattle-Gruppe es für die verschiedenen Krankheitsstadien berichtet hat. Ganz ähnliche Ergebnisse zeigt die Sammelstatistik der International Bone Marrow Transplant Registry. Sie fand eine Überlebenswahrscheinlichkeit vier Jahre nach Transplantation von 45% ± 7%, 27% ± 13% und 21% ± 8%, je nachdem, ob die Transplantation in 1., 2. Remission oder in noch fortgeschrittenerem Krankheitsstadium durchgeführt wurde. Die Wahrscheinlichkeit, vier Jahre nach Transplantation noch in Remission zu sein, war 75% ± 12%, 41% ± 23% bzw. 35% ± 15%.
Auch unsere eigenen Erfahrungen sind entsprechend. Von 60 Patienten mit AML, die in 1. Vollremission eine allogene Knochenmarktransplantation erhielten, leben noch 32 (53%) rezidivfrei. Dagegen konnten wir nur bei einem von 21 Rezidiv-Patienten Langzeitüberleben erzielen. Allerdings verstarb auch dieser Patient 6 Jahre nach Transplantation an einem erneuten Rückfall.
Neben den Krankheitsstadien erwies sich insbesondere das Alter der Patienten als wichtiger prognostischer Faktor für eine Knochenmark-

Tabelle 6. Allogene Knochenmarktransplantation bei Patienten mit akuter myeloischer Leukämie (Seattle, 1987)

	n	3-Jahres-Wahrscheinlichkeit von	
		Rezidiv	Überleben
1. Remission	227	23%	51%
1. Rezidiv (unbehandelt)	52	27%	32%
2. Remission	49	35%	30%
1. Rezidiv (therapierefraktär)	25	60%	19%

modifiziert nach *Buckner,* in [*Baum,* 1987]

transplantation. Eine entsprechende Analyse der Seattle-Gruppe zeigt die Tabelle 7.
Bisher gibt es nur wenige Studien, die prospektiv Chemotherapie und allogene Knochenmarktransplantation vergleichen. Die durchgeführten Untersuchungen zeigten einen marginalen oder einen deutlichen Vorteil der Knochenmarktransplantation. Zweifelsohne hat die Knochenmarktransplantation das höhere antileukämische Potential, da sie auch im Rezidiv der Erkrankung noch Heilungen erzielen kann, während das mit Chemotherapie im allgemeinen nicht gelingt. Andererseits birgt die Knochenmarktransplantation, verglichen mit der Chemotherapie, ein höheres Risiko therapiebedingter Todesfälle. Aus diesen Gründen sind weitere prospektive vergleichende Studien und längere Beobachtungszeiten wichtig. Leukämische Rückfälle nach allogener Knochenmarktransplantation traten zumeist innerhalb der ersten 2–3 Jahre auf, danach sind sie selten. Wir haben 2 Rückfälle 6 Jahre nach allogener Transplantation beobachtet. Rückfälle sind ganz überwiegend durch die ursprüngliche Leukämie bedingt. Ausnahmsweise kann es auch zu einer leukämischen Transformation des Transplantats kommen, so daß die Leukämiezellen im Rezidiv vom Donor-Typ sind.
Während im *Erwachsenen*alter Patienten mit AML die allogene Knochenmarktransplantation in erster Vollremission angeraten werden sollte, ist im Kindesalter die Entscheidung schwieriger. Wegen der relativ günstigen Ergebnisse der Chemotherapie sehen die mei-

Tabelle 7. Alter als Risikofaktor für allogene Knochenmarktransplantation

Alter (Jahre)	n	Überleben nach 3 Jahren
< 10	20	80%
11–20	52	65%
21–30	89	42%
31–40	44	40%
> 40	22	40%

modifiziert nach *Buckner*, in [*Baum*, 1987]

sten Chemotherapeuten lediglich bei *Kindern* mit bestimmten Risikofaktoren (z. B. FAB M5, Leukozytenzahl über 100×10^9/l, Organbefall) die Indikation zur Transplantation in erster Remission. Nach einem Rezidiv allerdings bietet die allogene KMT sowohl im Erwachsenen- als auch im Kindesalter die einzige kurative Chance. Sie sollte entweder im unbehandelten beginnenden Rezidiv oder sofort nach Erreichen einer zweiten Remission erfolgen.

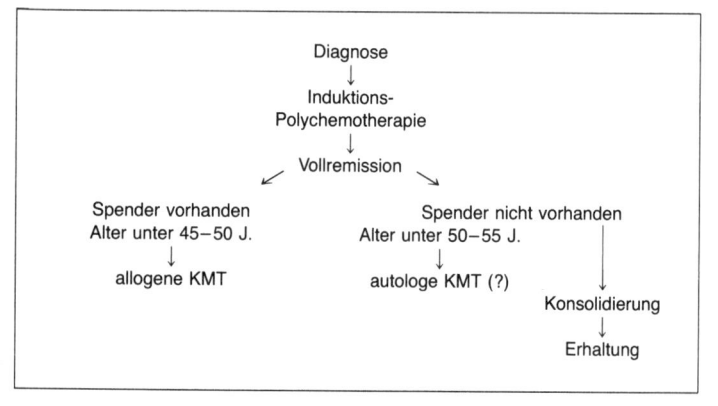

```
                        Diagnose
                           ↓
                       Induktions-
                    Polychemotherapie
                           ↓
                    ↙   Vollremission   ↘
    Spender vorhanden              Spender nicht vorhanden
    Alter unter 45–50 J.           Alter unter 50–55 J.
           ↓                              ↓                    ↓
      allogene KMT                  autologe KMT (?)      Konsolidierung
                                                               ↓
                                                          Erhaltung
```

Abb. 6. Akute myeloische Leukämie des Erwachsenen.

7.2.2 *Akute lymphatische und undifferenzierte Leukämie*

Während bei der AML im Erwachsenenalter die allogene Knochenmarktransplantation in 1. Vollremission anzuraten ist, muß man bei der akuten lymphatischen Leukämie (ALL) den Zeitpunkt der Transplantation von prognostischen Kriterien abhängig machen. Inzwischen sind weltweit über 2000 allogene Knochenmarktransplantationen bei Patienten mit ALL durchgeführt worden, so daß detaillierte Analysen und differenzierte Therapie-Empfehlungen möglich sind.

Im Kindesalter kann bei der ALL mit konventioneller Chemotherapie bei etwa 80% der Patienten rezidivfreies Langzeitüberleben erreicht werden. Intensivierte Induktions- und Konsolidierungsprogramme haben Risikofaktoren, die früher eine frühzeitige Transplantation nahelegten, relativiert oder eliminiert. Allerdings verbleiben ca. 15% von kindlichen lymphatischen Leukämien, die mit alleiniger Chemotherapie nicht zu heilen sind. Prognostisch ungünstig sind Chromosomentranslokationen, ganz undifferenzierte Leukämie, B-Zell-Leukämie, Zellzahlen über 200×10^9/l, ZNS- und Mediastinalbeteiligung sowie Alter unter zwei Jahren. Nach einem Rezidiv haben zwar einige Patienten noch eine Chance auf Langzeitremissionen durch erneute Chemotherapie, doch muß nach dem 1. Rückfall die Indikation für eine allogene Knochenmarktransplantation in 2. Vollremission ernsthaft überdacht werden. Transplantationen in 1. Vollremission spielen bei Kindern kaum eine Rolle. In der Regel wird die Transplantation in 2. oder höherer Remission durchzuführen sein. Jenseits des 15. Lebensjahres sind die Ergebnisse mit Chemotherapie deutlich schlechter, so daß im Erwachsenenalter die allogene oder auch autologe Knochenmarktransplantation eine größere Bedeutung als im Kindesalter hat. Bei Erwachsenen mit ALL oder akuter undifferenzierter Leukämie (AUL) kann trotz intensiver Chemotherapie nur in etwa 40% der Patienten Langzeitüberleben erreicht werden. Allerdings sind inzwischen prognostische Faktoren bekannt, so daß es möglich ist, Subgruppen schlechter und günstiger Prognose mit abgestufter Intensität zu behandeln.

Die international sehr beachtete deutsche BMFT-Studie für die ALL/AUL im Erwachsenenalter unterscheidet folgende Faktoren, die ungünstige Heilungschancen bei Chemotherapie signalisieren («Hochrisiko»):
1. ALL vom Burkitt-Typ (B-ALL);
2. immunologisch undifferenzierte Leukämie (AUL);
3. Leukozytenzahl bei Diagnose über 30×10^9/l;
4. spätes Eintreten der Vollremission nach Phase II der Remissionsinduktions-Therapie;
5. Alter über 35 Jahre.

Die BMFT-Studiengruppe sowie die Deutsche Arbeitsgemeinschaft für Knochenmarktransplantation empfehlen bei Vorliegen der o. g. Hochrisikofaktoren, bereits in 1. Remission eine allogene Knochenmarktransplantation vorzunehmen, sofern ein geeigneter Spender vorhanden ist. Steht kein Spender zur Verfügung, kann eine autologe Knochenmarktransplantation erwogen werden. Bei Patienten ohne Risikofaktoren sollte die Transplantation erst nach einem Rückfall durchgeführt werden, und zwar besser nicht im manifesten Rezidiv, sondern in einer durch erneute Chemotherapie induzierten Vollremission. Im Rezidiv der akuten Leukämie kann auch eine allogene Knochenmarktransplantation nur in einem kleinen Prozentsatz von 10–20% Langzeitüberleben erreichen. Die Ergebnisse bei Transplantation in Remission sind günstiger; prognostisch sind die Anzahl der vorangegangenen Rezidive und das Alter der Patienten von Bedeutung.

Nach den Analysen der Internationalen und der Europäischen Registratur und nach den Resultaten größerer Gruppen kann man bei Transplantation in 1. Vollremission, die im allgemeinen nur bei Risikopatienten vorgenommen wird, Langzeitüberleben in etwa der Hälfte der Patienten (45–65%) erwarten (Tab. 8). Bei Transplantation in der 2. oder 3. Vollremission betragen die Erfolgschancen etwa 20–60% (Tab. 9). Kindliches Alter erwies sich in der Regel als prognostisch günstig.

Das Rezidivrisiko nach Transplantation in 1. Vollremission liegt bei etwa 13–30%, deutlich höher (20–80%) ist es, wenn nach dem 1. Rezidiv transplantiert wird.

Tabelle 8. Allogene Knochenmarktransplantation bei akuter lymphatischer Leukämie in 1. Vollremission

Zentrum	n	Alter	DFS % (Jahre)	Rezidiv %
IBMTR	236	E + Ki	45 (4)	26
EBMT	260	E + Ki	48 (7)	27
Seattle	14	Ki	60 (3)	30

DFS: disease free survival; E: Erwachsene; Ki: Kinder
modifiziert nach Barrett, in [Baum, 1987]

Tabelle 9. Allogene Knochenmarktransplantation bei akuter lymphatischer Leukämie in 2. Vollremission

Zentrum	n	Risiko	Status	DFS	Rezidiv
				% (Jahre)	%
IBMTR	208	H	2.CR	22 (3)	56
	97	S	>2.CR	36 (3)	49
EBMT	217	H+S	2.CR	34 (8)	54
	83	H+S	>2.CR	30 (8)	50
Seattle	94	H+S	2.CR	40 (3)	40
			>2.CR		
Sloane			2.CR H	62,5 (2)	5
Kettering	37	Kinder	S		23
			>2.CR	27 (2)	58

DFS: disease free survival; H: Hochrisiko; S: Standardrisiko
modifiziert nach *Barrett*, in [*Baum*, 1987]

Leukämische Rezidive nach Transplantation sind bei der ALL eines der wichtigsten Probleme. Ganz überwiegend sind solche Rezidive vom Typ des Rezipienten, sehr selten wurde aber auch eine leukämische Transformation des Transplantats beschrieben. Zweit-Transplantationen sind selten erfolgreich, jedoch wurden mit konventioneller Chemotherapie nicht selten erneut längere Remissionen induziert.

Interessant ist der Einfluß der GvHD auf das Rezidivrisiko. Sowohl bei der AML als auch bei der ALL ist das Risiko eines leukämischen Rückfalls niedriger, wenn die Patienten eine Graft-versus-Host-Reaktion durchmachen. Bei Transplantation von syngenem Mark eineiiger Zwillinge sind häufiger Rezidive zu beobachten als bei allogener Transplantation. In diesem Kontext wird auch verständlich, daß bei Gabe von T-Zell-depletiertem Mark ein vergleichsweise hohes Rezidivrisiko zu beobachten ist.

Allerdings sind diese Hinweise, daß die GvHD ein antileukämisches Potential hat, mit Vorsicht zu interpretieren. Patienten mit GvHD versterben eventuell an dieser Komplikation, bevor ein leukämisches

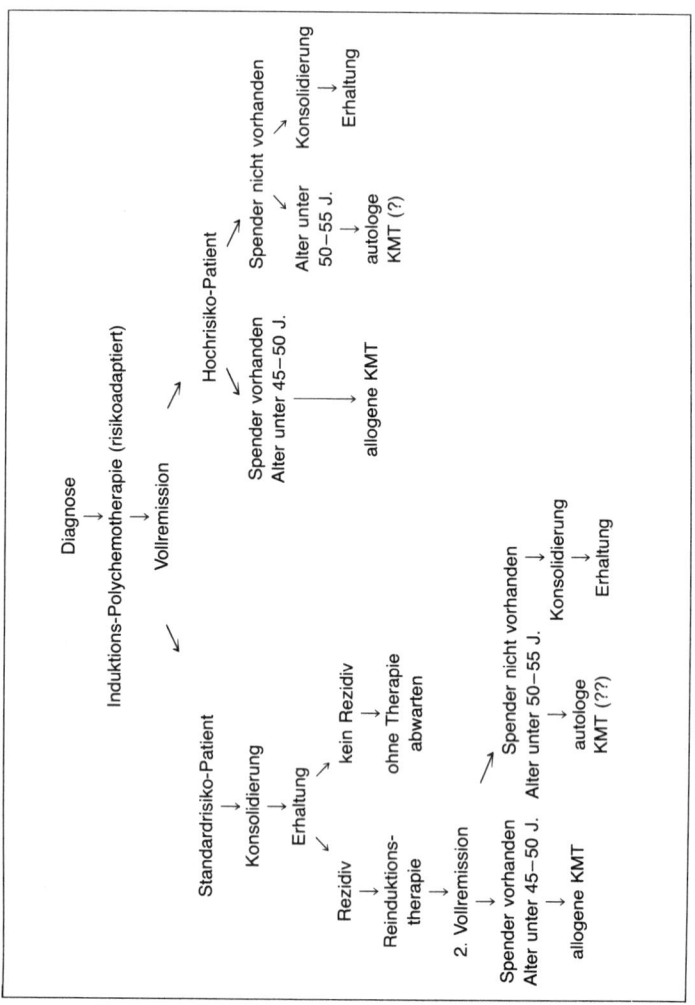

Diagnose
↓
Induktions-Polychemotherapie (risikoadaptiert)
↓
Vollremission
↙ ↘

Standardrisiko-Patient
Konsolidierung
↓
Erhaltung
↙ ↘
kein Rezidiv → ohne Therapie abwarten

Rezidiv → Reinduktionstherapie → 2. Vollremission
↗ ↖
Spender vorhanden   Spender nicht vorhanden
Alter unter 45–50 J.   Alter 50–55 J.
↓   ↓
allogene KMT   autologe KMT (??)
                            → Konsolidierung → Erhaltung

Hochrisiko-Patient
↙ ↘
Spender vorhanden   Spender nicht vorhanden
Alter unter 45–50 J.   Alter unter 50–55 J.
↓   ↓
allogene KMT   autologe KMT (?)
                            → Konsolidierung → Erhaltung

Abb. 7. Akute lymphatische oder undifferenzierte Leukämie des Erwachsenen.

Rezidiv auftreten kann. Auch hat die bei GvHD geübte Therapie einen gewissen antileukämischen Effekt.
Nach den vorhandenen Transplantationsergebnissen ist bei allen Leukämieformen eine frühzeitige Knochenmarktransplantation offensichtlich die beste Rezidivprophylaxe. Natürlich sind Verbesserungen bei der Konditionierungs-Therapie notwendig. Versuche mit Protokollen, die anstelle von Cyclophosphamid andere Zytostatika mit Ganzkörperbestrahlung kombinieren, sind derzeit noch nicht abschließend zu beurteilen. Strahlendosen über 10 Gy wurden geprüft. Bisher gibt es allerdings keine schlüssigen Beweise dafür, daß die fraktionierte Gabe von Dosen bis 15 Gy eine bessere antileukämische Wirkung hat als die klassische Einzeit-Bestrahlung mit 10 Gy. Eine Ausnahme bilden die Resultate der Gruppe am Memorial Sloane Kettering Cancer Center, die mit hyperfraktionierter Bestrahlung bei Kindern in 2. Vollremission von überdurchschnittlich günstigen Ergebnissen berichtet hat.
Ob es wirklich auch bei erwachsenen Patienten vorteilhaft ist, bei Fraktionierung der Ganzkörperbestrahlung die Tagesdosis in mehreren Teilfraktionen zu applizieren, ist weiterhin umstritten. Zweifelsohne ist bei Fraktionierung die akute Verträglichkeit besser als bei Einzeit-Bestrahlung; außerdem treten seltener Katarakte oder Wachstumsstörungen bei Kindern ein. Dagegen wurden die Risiken von Rezidiv oder interstitieller Pneumonie durch Fraktionierungsprotokolle bisher nicht eindeutig gesenkt. Ob Hyperfraktionierungsprotokolle diesbezüglich überlegen sind, bleibt zu überprüfen.

7.2.3 *Chronische myeloische Leukämie*

Die chronische Phase der chronischen myeloischen Leukämie (CML) kann mit einer Reihe von Zytostatika kontrolliert werden: Besonders bewährt haben sich Busulfan und Hydroxyurea. Allerdings ist die Chemotherapie palliativer Natur; das Fortschreiten der Krankheit und der Übergang in Akzeleration oder in die terminale akute Transformation bzw. Blastenkrise kann nicht verhindert werden. Die mittlere Überlebenszeit der Patienten mit CML beträgt ca. drei bis fünf

Jahre. Allerdings können einzelne Patienten auch zehn bis fünfzehn Jahre überleben.

Bisher gibt es keine schlüssigen Hinweise darauf, daß eine Chemotherapie das Auftreten der Blastenkrise verzögern oder gar verhindern kann. Aggressive Polychemotherapie oder Splenektomie haben keinen wesentlichen Einfluß auf den Krankheitsverlauf. Der leukämische Zellklon, der durch die Anwesenheit des Philadelphia-Chromosoms charakterisiert ist, läßt sich durch konventionelle Therapiemaßnahmen nicht eliminieren.

Wenn die Blastenkrise eintritt, ist die Erkrankung meistens therapierefraktär, so daß die Patienten innerhalb weniger Monate versterben. Ein kleiner Prozentsatz der Patienten mit lymphoidem Typ der Blastenkrise kann mit Chemotherapie eine zweite chronische Phase erreichen, die allerdings in der Regel nur von kurzer Dauer ist.

Interessant sind die jüngsten Erfahrungen mit Interferon-Behandlung. Die Mehrzahl der Patienten in chronischer Phase spricht auf diese Behandlung mit einer hämatologischen Remission an. In einzelnen Fällen konnte sogar ein Verschwinden des Philadelphia-Chromosoms beobachtet werden. Ob in diesen Fällen eine Lebensverlängerung zu erzielen ist oder das Auftreten einer Blastenkrise verhindert werden kann, läßt sich derzeit noch nicht beurteilen. Die wenigen Patienten, die unter Interferon-Therapie Philadelphia-negativ wurden, benötigten bis zum Eintritt der Vollremission eine vielmonatige Therapie.

Nach dem derzeitigen Wissensstand bietet die allogene Knochenmarktransplantation die einzige kurative Chance. Nur sie erlaubt die Applikation von supraletal dosierter Radio/Chemotherapie. Anfänglich wurde bei der CML, ähnlich wie früher bei den akuten Leukämien, in fortgeschrittenen Krankheitsstadien transplantiert. Die Ergebnisse reflektieren die gleichen Erfahrungen. Zwar konnten in Einzelfällen Heilungen erzielt werden, doch verstarben die meisten Patienten an transplantationsbedingten Zwischenfällen oder an leukämischen Rezidiven. In der Folgezeit ging man zunehmend dazu über, den Transplantationszeitpunkt in die beginnende Akzeleration oder in die chronische Phase vorzuverlegen.

Die Resultate der ersten Studien sind vielversprechend. Offensichtlich läßt sich bei frühzeitiger Knochenmarktransplantation in etwa der Hälfte der Fälle ein kompletter Chimärismus und krankheitsfreies Langzeitüberleben erzielen, wie die Statistik der IBMTR und die Erfahrungsberichte des großen Transplantationszentrums in Seattle (USA) zeigen.

Die IBMTR analysierte 453 Patienten mit CML, die hochdosierte Radio/Chemotherapie und anschließend ein Knochenmarktransplantat von HLA-identischen Familienspendern erhalten hatten. Die Überlebenswahrscheinlichkeit nach vier Jahren betrug für die chronische Phase 56% ± 8% (244 Patienten), für die Akzeleration 28% ± 9% (160 Patienten) und 16% ± 11% (49 Patienten) für die Blastenkrise. Die Überlebenskurven zeigen 2 Jahre nach Transplantation ein Plateauphänomen. Die aktuarielle Rezidivwahrscheinlichkeit – wie die Überlebenswahrscheinlichkeit auch – hing ganz davon ab, in welchem Krankheitsstadium die Transplantation erfolgte. Das Rezidivrisiko 4 Jahre nach Transplantation lag bei 12% ± 12%, wenn in der chronischen Phase, 56% ± 23%, wenn in der Akzeleration und 43% ± 21%, wenn in der Blastenkrise transplantiert wurde.

Die Seattle-Gruppe berichtete über 198 CML-Patienten. Die Beobachtungszeiten variierten von 14 Monaten bis 9 Jahren. Auch in diesem monozentrischen Erfahrungsbericht war das Krankheitsstadium, in dem die Transplantation erfolgte, von größter prognostischer Bedeutung. Die Überlebenswahrscheinlichkeit lag bei 49% (67 Patienten) für die chronische Phase, 15% (46 Patienten) für die Akzeleration und 14% (42 Patienten) für die Blastenkrise.

Sowohl die Daten der IBMTR als auch der Seattle-Gruppe zeigen, daß sich Patientenalter unter 30 Jahren und das Fehlen einer schweren GvHD günstig auf die Überlebenschance der Patienten auswirken. Nach den Resultaten der Seattle-Gruppe ist es prognostisch günstig, wenn die Transplantation frühzeitig in der chronischen Phase erfolgt. Die IBMTR dagegen konnte keinen Einfluß der Krankheitsdauer innerhalb der chronischen Phase aufzeigen. Haupttodesursachen waren bei Transplantation in der chronischen Phase interstitielle Pneumonien, bei Patienten mit Akzeleration oder Blastenkrise dagegen leukämische Rezidive.

Wegen der noch relativ kurzen Beobachtungszeiten läßt sich das Rezidivrisiko nach Transplantation noch nicht sicher benennen. Offensichtlich kommen bei der CML häufiger als bei der akuten Leukämie auch 3–4 Jahre nach allogener Transplantation noch Rezidive vor. Interessant ist, daß in einigen Zellen das Philadelphia-Chromosom temporär wieder auftauchen und spontan wieder verschwinden kann, ohne daß es zu einem hämatologischen Rezidiv kommen muß. Sicherlich sind mehrjährige Beobachtungszeiten notwendig, um die wahren Heilungszahlen angeben zu können.

An unserem Zentrum in Essen wurde bei 71 Patienten eine allogene Transplantation mit HLA-kompatiblen Familienangehörigen durchgeführt. Das mediane Alter der Patienten betrug 33 Jahre, die maximale Beobachtungszeit ca. 7 Jahre. Von 61 Patienten, die das Transplantat in der chronischen Phase erhielten, leben noch 33 (54%). Bei Transplantation in fortgeschritteneren Stadien überlebten 4 von 11 Patienten (36%). Interessanterweise machen unsere Daten deutlich, daß CML-Patienten bei Methotrexat-Prophylaxe ein höheres GvHD-Risiko haben als Patienten mit akuter Leukämie. Seit wir die GvHD-Prophylaxe intensivieren und einen Kurzkurs Methotrexat mit einer mehrmonatigen Gabe von Ciclosporin kombinieren, ist das GvHD-Risiko bei CML auf den Prozentsatz der akuten Leukämie abgefallen. Bei der akuten Leukämie ließ sich das GvHD-Risiko durch die Zweierkombination nicht weiter verbessern. Erfreulicherweise wurde aber sowohl bei der CML als auch der akuten Leukämie durch die neue Prophylaxe das Risiko von interstitiellen Pneumonien reduziert. Offensichtlich ist Methotrexat, wenn es über drei Monate wöchentlich appliziert wird, toxischer für die Lunge als die jetzt bevorzugte Kombinationstherapie, bei der Methotrexat nur bis zum 11. Tag nach Transplantation insgesamt viermal verabreicht wird. In der Subgruppe von CML-Patienten, die wir mit der neuen GvHD-Prophylaxe behandelten, ist die Überlebensrate deutlich höher als in unserer historischen Kontrollgruppe (Abb. 8). Derzeit leben 20 von 28 (71%) dieser Patienten krankheitsfrei.

7.3 Schwere kombinierte Immundefizienz

Die schwere kombinierte Immundefizienz (SCID) ist durch einen angeborenen Defekt sowohl der humoralen als auch der zellulären

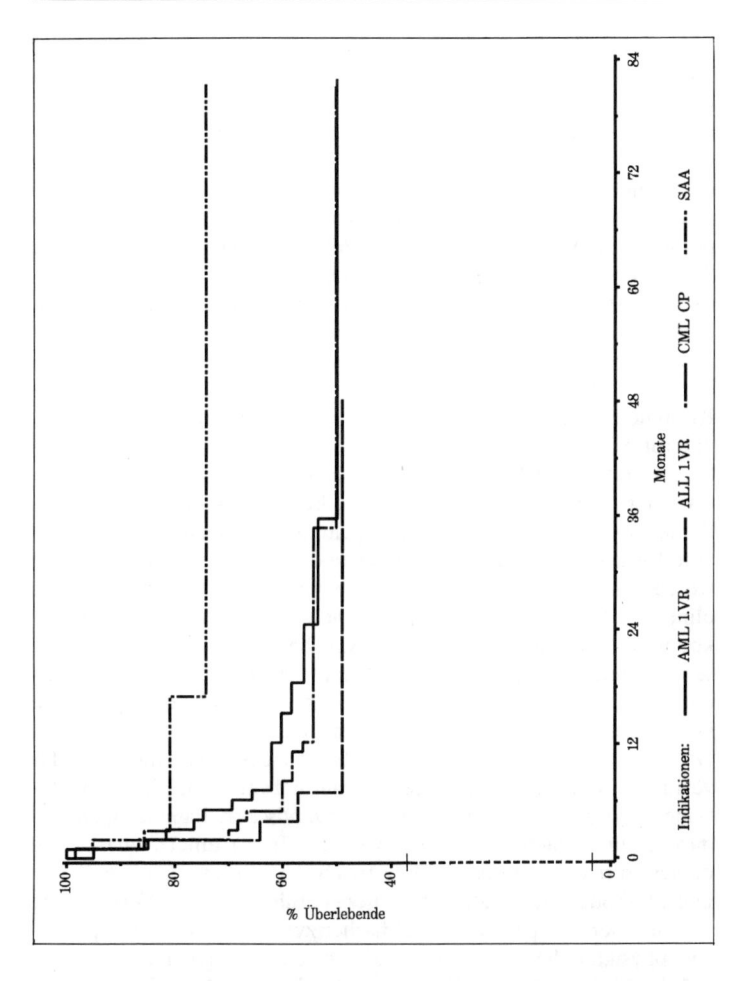

Abb. 8. Allogene Knochenmarktransplantation bei Leukämien, Essener Ergebnisse (AML 1. VR = Akute myeloische Leukämie, 1. Vollremission; ALL 1. VR = Akute lymphatische Leukämie, 1. Vollremission; CML CP = Chronische myeloische Leukämie, chronische Phase; SAA = Schwere aplastische Anämie).

Immunität gekennzeichnet. Die Erkrankung manifestiert sich häufig schon im Neugeborenenalter und führt meistens bereits im ersten Lebensjahr zum Tod durch rezidivierende Infektionen. Das Syndrom umfaßt eine Reihe heterogener Erkrankungen, bei denen in unterschiedlicher Ausprägung das B-Zell-System oder das T-Zell-System der Lymphopoese gestört ist. Auch Komplementdefekte oder Phagozytendefekte können vorkommen. Kombinationen mit anderen körperlichen Anomalien sind möglich. Pathogenese und Erbgang dieser Störungen sind unterschiedlich. Bei der schweren kombinierten Immundefizienz wird als mögliche Ursache ein Stammzelldefekt diskutiert. In den klassischen Fällen ist die Zahl von reifen T- und B-Lymphozyten extrem vermindert, und es besteht eine Agammaglobulinämie mit defekter oder fehlender Antikörperbildung. Die Krankheit kann autosomal rezessiv oder X-chromosomal rezessiv vererbt werden.

Seit 20 Jahren ist bei SCID-Patienten die allogene Knochenmarktransplantation Therapie der Wahl. Steht ein HLA-genotypisch identischer Spender zur Verfügung, so kann in über der Hälfte der Fälle eine Restitution des Immunsystems und Langzeitüberleben erreicht werden. In vielen Fällen wird die Lymphopoese des Transplantats ohne jede konditionierende Vorbehandlung akzeptiert. Gelegentlich kommt es allerdings nur zu einem Angehen der T-Zell-Lymphopoese des Donors, während die B-Zellen vom Rezipient-Typ bleiben und in ihrer Funktion weiterhin gestört sind. Die nicht-lymphatische Hämatopoese bleibt in der Regel vom Rezipient-Typ.

Da die meisten Patienten nicht über einen HLA-identischen Spender verfügen, wurden in den letzten Jahren zunehmend Transplantationen mit Knochenmark von haploidentischen Familienspendern durchgeführt, nachdem zuvor in vitro das Transplantat von T-Zellen depletiert wurde, um das GvHD-Risiko zu mindern.

Die Methoden der T-Zell-Depletion beruhen auf der Verwendung T-Zell- oder Lymphozyten-spezifischer zytotoxischer Antikörper sowie physikalischer Techniken zur Abtrennung der T-Zellen nach Lektin-Agglutination und nach Rosettenbildung. Nach Transplantation von T-Zell-depletiertem Mark wurde allerdings bei Leukämie-Patienten, die konventionell mit Radio/Chemotherapie konditioniert wurden, ein signifikanter Prozentsatz von Transplantatabstoßungen

beobachtet, wenn auch die GvHD-Inzidenz zuverlässig gesenkt werden konnte.
Bei Patienten mit angeborenem schweren Immundefekt führt die Gabe von T-Zell-depletiertem Mark haploidentischer Spender in der Mehrzahl der Fälle ohne vorausgehende Konditionierung zu einer spenderabhängigen T-Zell-Rekonstitution. Die Entwicklung von B-Zellfunktionen dagegen wird selten beobachtet. In der Regel kommt es nicht zum «engraftment» spenderabhängiger B-Zellen, und die gelegentlich primär vorhandenen Patienten-eigenen B-Zellen erwerben trotz T-Zell-Rekonstitution keine spezifischen Funktionen.
Die bei einer wachsenden Zahl von Kindern gewonnenen Ergebnisse mit haploidentischen T-Zell-depletierten Transplantaten sind vielversprechend, wenn auch gelegentlich Retransplantationen oder zytoreduktive Vorbehandlung notwendig sind. Transplantationen mit unverwandten Spendern sind bei SCID-Patienten zwar vereinzelt versucht worden, aber noch experimenteller Natur.

7.4 Seltene und experimentelle Indikationen

Bei der schweren kombinierten Immundefizienz gilt die allogene Knochenmarktransplantation als etablierte Therapie. Auch das *Wiscott-Aldrich-Syndrom,* das durch Funktionsstörungen von Lymphozyten und Thrombozyten gekennzeichnet ist, läßt sich durch ein allogenes Knochenmarktransplantat heilen. Weitere kongenitale Störungen des hämatopoetischen Systems, bei denen eine allogene Knochenmarktransplantation erfolgreich sein kann, sind die *infantile Agranulozytose,* die *chronische Granulomatose,* das *Chediak-Higashi-Syndrom,* die *juvenile Osteopetrosis,* die *Blackfan-Diamond-Anämie,* die *Fanconi-Anämie,* die *Sichelzell-Anämie* und die *Thalassaemia major.*
Bei der Thalassaemia major kann mit allogener Knochenmarktransplantation in der Mehrzahl der Patienten krankheitsfreies Langzeitüberleben erreicht werden, sofern man sich frühzeitig zur Transplantation entscheidet. Nach mehrjährigem Krankheitsverlauf gefährden Eisenüberladung, chronische Hepatitis und periportale Fibrosklerose der Leber den Transplantationserfolg. Die Transplantationsgruppe

aus Pesaro (Italien) berichtet über 156 Kinder mit Thalassaemia major, die nach Konditionierung mit Busulfan und Cyclophosphamid ein allogenes Knochenmarktransplantat erhielten. Das mittlere Alter der Patienten betrug 8 Jahre. 78% dieser Kinder überlebten die Transplantation rezidivfrei. Die maximale Beobachtungszeit betrug 1500 Tage. Das Rückfallrisiko wurde mit 7% angegeben (*Lucarelli,* 1987). Da nach allogener Knochenmarktransplantation auch das retikuloendotheliale System durch Donorzellen besiedelt wird, liegt es nahe, den therapeutischen Wert einer allogenen Transplantation auch bei *angeborenen lysosomalen Speicherkrankheiten,* wie z.B. dem *Hurler-Syndrom,* dem *Sanfilippo-Syndrom* und der *metachromatischen Leukodystrophie* zu untersuchen. Inzwischen liegen Erfahrungen mit über 100 Transplantationen bei Speichererkrankungen vor. In mehreren Fällen wurden Besserungen der zerebralen und der körperlichen Entwicklung dieser Kinder beschrieben.

Zunehmend häufig werden Knochenmarktransplantationen bei *malignen Lymphomen* vom Hodgkin- und vom Non-Hodgkin-Typ durchgeführt, wenn nach konventioneller Therapie ein Rezidiv auftritt. Die vorliegenden Resultate zeigen, daß man sowohl mit allogener als auch mit autologer Knochenmarktransplantation in solchen Fällen erneut mehrjähriges Überleben ohne Rezidiv erreichen kann. Ob die Knochenmarktransplantation aber konventionellen Therapieprotokollen überlegen ist, läßt sich noch nicht beurteilen. Offensichtlich gilt aber – ganz ähnlich der Situation bei Leukämien – die Regel, daß die Transplantation in einer Remission deutlich günstigere Langzeitergebnisse bringt als die Transplantation im Rezidiv, das sich gegenüber der üblichen Chemotherapie als refraktär erwiesen hat. Von erfolgreichen allogenen Knochenmarktransplantationen bei Patienten mit *Haarzell-Leukämie* oder *Plasmozytom* wurde vereinzelt berichtet. Auch bei myelo-dysplastischen Syndromen und der akuten Osteomyelofibrose kann die Indikation zur allogenen Knochenmarktransplantation gestellt werden.

Ob *solide Tumoren* mit einer allogenen Transplantation behandelt werden können, wurde bisher wenig untersucht. Größeres Interesse findet die autologe Transplantation bei Karzinomen und Sarkomen. Die Ergebnisse sind bisher allerdings noch wenig befriedigend.

8. Wesentliche Probleme der Knochenmarktransplantation

Die mit der allogenen Knochenmarktransplantation verbundenen Probleme und Risiken resultieren in erster Linie aus den Nebenwirkungen der myeloablativen Konditionierungsbehandlung, aus immunologischen Komplikationen aufgrund der genetischen Disparität und dem biologischen Verhalten der Grunderkrankung nach der Transplantation.

Tabelle 10. Hauptprobleme der Knochenmarktransplantation

Frühtoxizität
reversibel
   Nausea, Diarrhoe, Parotitis, Mukositis, hämorrhagische Zystitis,
   Alopezie, Aplasie (Infekte, Blutungen)
reversibel oder letal
   «Idiopathische» interstitielle Pneumonie
   hepatische Venenverschlußerkrankung (VOD)
   Kardiomyopathie

Spättoxizität
   Sterilität
   Katarakt
   Wachstumsstörungen (Kinder)
   sekundäre Malignome

Transplantat-Abstoßung
GvHD
Rezidive

8.1 Frühtoxizität

In unmittelbarem zeitlichen Zusammenhang mit der Ganzkörperbestrahlung entwickeln sich in wechselnder Ausprägung Schwindel, Übelkeit und Erbrechen. Typisch sind ferner toxische Parotisschwellungen und Erythrodermien, die einige Tage persistieren können. Bei Applikation der Gesamtdosis der Ganzkörperbestrahlung in *einer*

Fraktion treten infolge des Zellzerfalls und der akuten Strahlenreaktion häufig ausgeprägte Temperaturerhöhungen, Tachykardien und Schüttelfrost auf. Diese unmittelbaren Nebenwirkungen der Ganzkörperbestrahlung sind bei mehrtägiger Fraktionierung der Strahlendosis meist deutlich geringer.

Die additive Schleimhauttoxizität der Ganzkörperbestrahlung, Chemotherapie und Immunprophylaxe mit Methotrexat führt zu Schleimhaut-Läsionen des Respirations- und Gastrointestinaltraktes, die vorwiegend als erosiv-ulzerative Veränderungen imponieren und meist mit erheblichen dysphagischen Beschwerden sowie wäßrigen Diarrhöen einhergehen. Im Extremfall kann die oro-pharyngeale Mukosaschädigung so ausgeprägt sein, daß eine Obstruktion der oberen Luftwege durch Schleimhautmembranen, vermehrte Sekretbildung sowie Blutungen resultiert und eine Intubation aufgrund der damit verbundenen Aspirationsgefahr erforderlich macht.

Bei der hochdosierten Gabe von Cyclophosphamid als weitestverbreiteter Form der Chemotherapie vor allogener Knochenmarktransplantation ist neben der emetischen Wirkung insbesondere die Kardiotoxizität bei kardialer Vorschädigung oder Begleiterkrankung und die durch einen toxischen Metaboliten des Cyclophosphamids bedingte Blasenschleimhautschädigung zu berücksichtigen. Durch Steigerung der Diurese und Gabe von Mesna als spezifischem Antidot kann der durch die hochdosierte Cyclophosphamid-Therapie bedingten hämorrhagischen Zystitis vorgebeugt werden.

Der sich innerhalb von 2 Wochen entwickelnde Verlust der Kopfbehaarung ist ca. 6 Monate nach der Transplantation voll reversibel.

Im Rahmen der immunpharmakologischen Prophylaxe mit Ciclosporin können Störungen der Leber- und Nierenfunktion, zentralnervöse Nebenwirkungen und Blutdruckerhöhungen auftreten, die jedoch bei Überwachung der Ciclosporin-Blutspiegel durch Dosisanpassung korrigierbar und reversibel sind.

Eine in der Frühphase nach der Transplantation vermehrte Kapillarpermeabilität mit generalisierter Ödemneigung bis zum Bild eines interstitiellen Lungenödems (capillary leak syndrome) wurde vorwiegend bei Patienten mit partiell HLA-kompatiblem Spender unter einer Immunprophylaxe mit Ciclosporin beschrieben. Neben einer durch komplette parenterale Ernährung und Antibiotika-Therapie bedingten Volumen- und Elektrolytbelastung, die vor allem im Zusammenhang mit der Ciclosporin-Prophylaxe zu verstärkter Flüssigkeitsretention führen kann, dürften jedoch noch eine Reihe weiterer infektiöser oder toxischer Faktoren eine gesteigerte Kapillarpermeabilität bedingen.

Bei ca. 5% der Patienten kann typischerweise innerhalb der ersten 2–3 Wochen eine akute Störung der Leberfunktion infolge subintimaler Ödembildungen im Bereich der terminalen Lebervenen und intraluminaler Kollagenansammlungen auftreten, die im klinischen Bild durch eine rasch auftretende, schmerzhafte Lebervergrößerung, eine Zunahme des Körpergewichtes aufgrund von Aszites und generalisierter Ödembildung, Zeichen der portalen Hypertension und cholestatischen Ikterus gekennzeichnet ist. Diese als Venenverschlußkrankheit (veno-occlusive disease) bezeichnete Leberfunktionsstörung ist in erster Linie Folge der kumulativen Lebertoxizität und wird möglicherweise durch vorbestehende toxische oder entzündliche Leberparenchymschäden begünstigt. Ob eine prophylaktische Heparinisierung der Venenverschlußkrankheit vorbeugen kann, ist umstritten und sollte in Anbetracht der ausgeprägten hämorrhagischen Diathese in dieser Phase kritisch betrachtet werden. Die Therapie der Venenverschlußkrankheit beschränkt sich auf symptomatische Maßnahmen wie der Vermeidung aller potentiell hepatotoxischen Substanzen, Flüssigkeitsrestriktion, Albumin-Substitution und Diuretika-Gabe. Aufgrund der hämatopoetischen Toxizität stehen in den ersten drei bis vier Wochen nach der Transplantation Symptome der lympho-hämatopoetischen Insuffizienz mit thrombozytopenischer Blutungsneigung und profunder Infektanfälligkeit im Vordergrund des klinischen Bildes. Zur Kompensation einer durch mangelnde Nahrungsaufnahme und Malabsorption bedingten katabolen Stoffwechsellage ist in den ersten Wochen eine parenterale Ernährung notwendig.

8.2 Spättoxizität

Organfunktionsstörungen, die später als 100 Tage nach einer Knochenmarktransplantation auftreten, lassen sich pathogenetisch nur selten eindeutig als Spätmanifestationen einer durch die Konditionierungsbehandlung bedingten Toxizität identifizieren, da eine Abgrenzung gegenüber Folgen immunologischer oder infektiologischer Komplikationen bzw. anderen Therapiefolgen häufig nicht möglich ist. Eine bekannte späte Nebenwirkung der Strahlenexposition ist die Entwicklung von Katarakten. Da sich eine Abschirmung der Augen im Rahmen der Ganzkörperbestrahlung wegen einer möglichen leukämischen Beteiligung verbietet, ist bei einem Teil der Patienten eine Katarakt-Entstehung unvermeidlich. Durch die Einführung der fraktionierten Ganzkörperbestrahlung konnte jedoch die Häufigkeit dieser Komplikation, die sich nach einzeitiger Ganzkörperbestrahlung bei 75–80% der Patienten innerhalb von 1–6 Jahren nach der Transplantation entwickelte, auf ca. 20% reduziert werden. Die Beziehungen zwischen der Gesamtdosis, der Fraktionierung sowie der Dosisleistung der Bestrahlung und dem Risiko der Kataraktentstehung sind bislang unklar. Ist eine längerfristige Behandlung mit Corticosteroiden aufgrund einer chronischen GvHD erforderlich, treten Katarakte häufiger, früher und auch bei Patienten auf, die vor der Transplantation ausschließlich mit Cyclophosphamid behandelt wurden.

Bei den meisten ganzkörperbestrahlten Patienten lassen sich lungenfunktionsanalytisch asymptomatische Gasaustauschstörungen nachweisen. In einer größeren Studie wiesen 20% der Patienten innerhalb des ersten Jahres leichtgradige restriktive Ventilationsstörungen auf, die mit zunehmendem Abstand von der Transplantation Rückbildungstendenz zeigten. Insbesondere im Zusammenhang mit chronischer GvHD können sich aber auch obstruktive Lungenfunktionsstörungen entwickeln, die klinisch und histologisch das Bild einer obliterativen Bronchiolitis annehmen. Neben den Folgen einer gestörten Bronchialsekretion werden rezidivierende broncho-pulmonale Infektionen, aber auch Immunmechanismen als Ursachen der obstruktiven Lungenerkrankungen nach Knochenmarktransplantation diskutiert.

Die Kombination von Ganzkörperbestrahlung und hochdosiertem Cyclophosphamid führt zu schwergradigen Störungen der endokrinen und reproduktiven gonadalen Funktionen. Bei weiblichen Patienten kommt es obligat zu einer Ovarialinsuffizienz, die ganz überwiegend irreversibel und bei ca. der Hälfte der Frauen mit menopausalen Symptomen verbunden ist. Bei allen Patientinnen ist eine lebenslange zyklische Hormonsubstitution zur Vermeidung von sekundären Komplikationen des kombinierten Östrogen- und Gestagen-Mangels notwendig. Bei männlichen Patienten tritt regelmäßig eine Azoospermie auf, die abgesehen von seltenen Ausnahmen ebenfalls irreversibel ist. Demgegenüber ist die gonadale Testosteron-Produktion nicht selten normal, so daß eine Hormonsubstitution nur bei nachgewiesenem Testosteron-Mangel indiziert ist. Bei Patienten mit aplastischer Anämie, die ausschließlich mit Cyclophosphamid vorbehandelt wurden, scheint hingegen – ähnlich wie bei konventioneller Chemotherapie mit alkylierenden Substanzen – die gonadale Funktion vom Patientenalter sowie von der Dauer und Dosis der Chemotherapie abzuhängen. Bei jüngeren Frauen kommt es häufig wieder zu normalen Menstruationszyklen, und bei Männern finden sich überwiegend eine normale Hormonproduktion und Spermatogenese. Im Gegensatz zur Situation nach Ganzkörperbestrahlung wurde nach ausschließlicher Cyclophosphamid-Vorbehandlung wiederholt über Schwangerschaften und Geburten gesunder Kinder berichtet.

Bei präpubertären Kindern resultieren aus der kombinierten radiochemotherapeutischen Vorbehandlung eine fehlende oder verzögerte Entwicklung der sekundären Geschlechtsmerkmale und ausbleibende Sexualfunktionen. Hervorzuheben ist ferner, daß der Großteil der ganzkörperbestrahlten Kinder Wachstumsstörungen aufweist. Bei ca. einem Drittel dieser Kinder kann ein Mangel an Wachstumshormon und Nebennierenrindensteroiden nachgewiesen werden, der durch eine gezielte Substitutionstherapie zur Anregung des Wachstums und der Entwicklung der sekundären Geschlechtsmerkmale ausgeglichen werden sollte. Demgegenüber zeigen Kinder, die ausschließlich hochdosiertes Cyclophosphamid erhalten haben, in der Regel eine normale Wachstums- und Geschlechtsentwicklung.

Neben den gestörten gonadalen endokrinen Funktionen läßt sich bei ca. der Hälfte der Patienten nach Ganzkörperbestrahlung eine passagere Unterfunktion der Schilddrüse nachweisen, die überwiegend subklinisch verläuft und lediglich durch eine Erhöhung des glandotropen Hormons nachweisbar ist.

Aufgrund tierexperimenteller Daten muß angenommen werden, daß die radio-chemotherapeutische Konditionierungsbehandlung ein erhöhtes Risiko der Entwicklung von Sekundärmalignomen bedingt. Bei Patienten nach klinischer Knochenmarktransplantation wurde bislang nur vereinzelt über neuaufgetretene Malignome berichtet, die ätiologisch jedoch nur fraglich eine Einordnung als Folge der Konditionierungsbehandlung erlaubten. Neben seltenen Berichten über solide Tumoren oder von Spenderzellen ausgehenden Leukämien scheinen insbesondere lymphoproliferative Erkrankungen begünstigt zu werden. Diese Lymphom-Erkrankungen nehmen ihren Ursprung vorwiegend im B-Zellsystem, und es ergeben sich Hinweise auf Beziehungen zu Epstein-Barr-Virus-Infektionen. Inwieweit die Immunsuppression nach der Transplantation zu einer Störung von T-Zellfunktionen führt, die eine unkontrollierte B-Zellproliferation ermöglicht, ist offen. Interessant ist in diesem Zusammenhang, daß bei einigen Patienten nach T-Zell-Depletion bzw. nach In-vivo-Anwendung T-Zell-spezifischer monoklonaler Antikörper Epstein-Barr-Virus-assoziierte lymphoproliferative Erkrankungen beobachtet wurden. Die bislang verhältnismäßig kleine Zahl langzeitbeobachteter Patienten nach kombinierter radio-chemotherapeutischer Behandlung und Knochenmarktransplantation erlaubt noch keine definitive Abschätzung des Sekundärmalignom-Risikos. Unter Berücksichtigung der tierexperimentell nachgewiesenen erhöhten Tumorrate muß damit gerechnet werden, daß diese Patienten überdurchschnittlich häufig eine weitere Tumorerkrankung entwickeln werden.

8.3 Infektiöse Komplikationen

Die extreme Infektanfälligkeit in der Frühphase nach einer Knochenmarktransplantation beruht auf einer Reihe von Faktoren: Neben wechselnd ausgeprägten toxischen Läsionen im Bereich der Haut- und Schleimhautbarrieren, welche eine exogene Keiminvasion begünstigen, bedingt die mit hochgradiger Panzytopenie und Störungen der humoralen Immunität einhergehende lympho-hämatopoetische Insuffizienz eine ausgeprägte Anfälligkeit gegenüber einem breiten Spektrum von Infektionserregern. Der obligate Gebrauch zentral-venöser Verweilkatheter, der meist hohe Transfusionsbedarf, die immunsuppressive Therapie nach der Transplantation und möglicherweise eine durch Malnutrition verstärkte Immunsuppression stellen weitere Faktoren dar, die zu Neuinfektionen bzw. zur Reaktivierung latenter Infektionen disponieren.

Innerhalb der ersten 3–4 Wochen nach der Transplantation besteht bei dem überwiegenden Teil der Patienten Febrilität, und bei 30–40% aller Patienten lassen sich in dieser Phase der ausgeprägten Granulozytopenie trotz der beschriebenen infektpräventiven Maßnahmen blutkulturell bakterielle Erreger nachweisen. Während früher vorwiegend Gram-negative Keime (insbesondere E. coli, Pseudomonas aeruginosa, Klebsiella-Enterobacter-Serratia) isoliert wurden, zeichnet sich in den letzten Jahren eine Zunahme von Gram-positiven bakteriellen Infektionen mit Prädominanz koagulase-negativer Staphylokokken sowie Corynebakterien ab. Trotz der relativ hohen Zahl blutkultureller Erregernachweise sind bakterielle Organinfektionen in dieser Phase selten.

Eine mykotische Kolonisation der Schleimhäute im Bereich des Gastrointestinaltraktes tritt, begünstigt durch die meist ausgeprägte Mukositis, trotz topischer Dekontamination häufiger auf. System- oder Organinfektionen durch Candida oder Aspergillus sind jedoch ebenfalls in dieser Phase selten.

Infolge einer endogenen Reaktivierung besteht bei ca. der Hälfte der Patienten in der Frühphase eine Herpes-simplex-Virus-Exkretion, wobei das Virus vorwiegend aus dem Bereich der Mundhöhle isoliert werden kann. Klinisch imponieren die oralen Herpes-simplex-Virus-Infektionen als häufig schwere Gingivostomatitiden, während genitale, gastrointestinale oder generalisierte Manifestationen einer Herpes-simplex-Virus-Infektion selten vorkommen.

Ein besonderes infektiologisches Problem stellen in dieser Phase vor allem Superinfektionen durch multiresistente Gram-positive Bakterien (überwiegend koagulase-negative Staphylokokken und Corynebakterien) oder Pilze dar.

Insgesamt sind jedoch dank der engmaschigen gnotobiotischen Überwachung, der infektpräventiven Maßnahmen und des frühzeitigen, häufig empirischen systemischen Einsatzes von Breitspektrum-Antibiotika, Antimykotika und Aciclovir schwere lebensbedrohliche Infektkomplikationen während der Phase der hochgradigen Granulozytopenie selten, und die Mortalität an frühen Infektkomplikationen wird im internationalen Schrifttum mit 5–10% angegeben. Nach dem Anstieg der Granulozyten über $0{,}5-1 \times 10^9/l$ tritt meist Entfieberung ein, und bakterielle und mykotische Infektionen sind bei Patienten, die in diesem Zeitraum keine akute GvHD entwickeln, nach Überwindung der Granulozytopenie die Ausnahme.

Über mehrere Monate besteht jedoch bei allen Patienten als Ausdruck des anhaltenden Defektes der spezifischen zellulären und humoralen Immunität eine ausgeprägte Anfälligkeit gegenüber Virusinfektionen, wobei Viren der Herpes-Gruppe und andere DNS-Viren als Infektionserreger überwiegen. Bei ca. der Hälfte der Patienten, die die ersten 6 Monate nach der Transplantation überleben, entwickeln sich vorwiegend segmental verlaufende Varicella-Zoster-Virus-Infektionen. Generalisierte, lebensbedrohliche Infektionen oder Organinfekte durch Varicella-Zoster-Virus werden hingegen bei frühzeitig einsetzender systemischer Aciclovir-Therapie kaum noch beobachtet. Exogene Infektionen oder Reaktivierungen latenter Infektionen mit Epstein-Barr-Virus scheinen überwiegend asymptomatisch zu verlaufen. Daneben kommen gelegentlich meist uncharakteristisch verlaufende Gastroenteritiden durch enteropathogene Viren (Adeno-, Rota-, Coxsackie-Viren) vor. Andere opportunistische Erreger (Toxoplasma gondii, Mykobakterien, Kryptokokken, Legionellen, Mykoplasmen, Chlamydien u. a.) führen vorwiegend bei Patienten mit akuter oder chronischer GvHD zu lokalen oder disseminierten Infektkomplikationen, während Infektionen durch Pneumocystis carinii seit Einführung der oralen Prophylaxe mit Trimethoprim-Sulfamethoxazol praktisch keine Rolle mehr spielen.

Eine Ausnahmestellung nehmen Zytomegalo-Virus-Infektionen ein, da sie entscheidend zur Morbidität und Mortalität nach Knochenmarktransplantation beitragen. Diese Infektionen, die bei ca. 50–60% der Patienten auftreten, können mit sehr unterschiedlicher Ausprägung verlaufen, wobei das Spektrum der klinischen Manifestationen oligosymptomatische Virämien, Enteritiden, Hepatitiden, persistierende Febrilität, Enzephalitiden (evtl. kombiniert mit Retinochorioiditis), Störungen der Knochenmarkfunktion und Zytomegalo-Virus-assoziierte interstitielle Pneumonien umfaßt.

Man muß vermuten, daß der Großteil dieser symptomatischen Infektionen aus der Reaktivierung einer latenten Infektion des Patienten resultiert, da das Risiko einer symptomatischen Infektion für Patienten, die bereits vor der Transplantation seropositiv waren, im Vergleich zu seronegativen Patienten erhöht ist. Daneben besteht jedoch auch das Risiko einer Neuinfektion oder exogenen Reinfektion durch die Übertragung von Blutprodukten latent infizierter Blutspender sowie durch ein infiziertes Transplantat. Patienten mit akuter GvHD scheinen darüber hinaus unabhängig von ihrem Serostatus ein erhöhtes Infektionsrisiko zu haben. Da bislang trotz vielversprechender Ansätze der Nachweis einer wirksamen Therapie einer klinisch symptomatischen Zytomegalo-Virus-Infektion fehlt, richten sich die Bemühungen vor allem auf infektpräventive Maßnahmen. Bei seronegativen Patienten kann eine primär exogene Infektion durch Blutzell-Substitution mit Präparaten Zytomegalo-Virus-Antikörper-negativer Blutspender nahezu vollständig vermieden werden, wenn der Knochenmarkspender ebenfalls nicht infiziert ist. Die prophylaktische Wirksamkeit einer passiven Immunprophylaxe durch wiederholte intravenöse Gaben von Immunglobulin-Präparationen mit hohem Gehalt an Zytomegalo-Virus-spezifischen Antikörpern (Hyperimmunglobuline) kann gegenwärtig nicht als gesichert angesehen werden. In mehreren prospektiven Therapiestudien, die die Wirksamkeit der passiven Immunprophylaxe auf Primärinfektionen durch Zytomegalo-Virus bei Patienten nach Knochenmarktransplantation untersuchten, reichten die Ergebnisse von einer wirksamen Unterdrückung von Zytomegalo-Virus-Infektionen und -Pneumonien bis zum fehlenden Nachweis einer Infektprotektion. Bei seropositiven Patienten ergibt sich bislang keinerlei Anhalt für eine prophylaktische Wirksamkeit der passiven Immunisierung auf die Häufigkeit der Reaktivierung symptomatischer Zytomegalo-Virus-Infektionen. Inwieweit durch eine prophylaktische Hyperimmunglobulin-Gabe der Verlauf und der Ausgang einer symptomatischen Infektion beeinflußt wird, kann nicht beantwortet werden.

Hinsichtlich der prophylaktischen antiviralen Chemotherapie konnte bislang in einer kontrollierten Studie bei seropositiven Patienten unter hochdosierter systemischer Aciclovir-Gabe eine signifikante Reduktion von Infekt-Reaktivierungen und Zytomegalo-Virus-Pneumonien nachgewiesen werden. Für die neueren antiviralen Substanzen Foscarnet und Ganciclovir, die beide höhere In-vitro-Aktivität gegen Zytomegalo-Virus im Vergleich zu Aciclovir aufweisen, fehlen kontrollierte Studien zur Frage der prophylaktischen Wirksamkeit. Neuere Ansätze der Therapie symptomatischer Infektionen umfassen die antiviralen Substanzen Foscarnet und Ganciclovir, die Kombinationen von antiviraler Chemotherapie mit Hyperimmunglobulinen und die Gabe humaner monoklonaler Antikörper.

Infolge des persistierenden humoralen und zellulären Immundefektes treten vorwiegend bei Patienten mit primärer oder sekundärer chronischer GvHD späte Infektkomplikationen auf. Während Patienten mit regelrecht ablaufender lympho-hämatopoetischer Rekonstitution später als 4 bis 6 Monate nach der Transplantation nur selten Infektsymptome entwickeln, neigen Patienten mit chronischer GvHD typischerweise zu rezidivierenden Infektionen der Nasennebenhöhlen, des Respirationstraktes und Bakteriämien, bei denen als Erreger Gram-positive Kokken und hier in erster Linie Staphylococcus aureus und Pneumokokken im Vordergrund stehen, jedoch auch andere virale und mykotische Erreger episodisch nachgewiesen werden können. Störungen des Schleimhaut-Milieus infolge eines Sicca-Syndroms bei chronischer GvHD bedingen ferner eine erhöhte Anfälligkeit gegen mykotische Kolonisationen im Bereich des oberen Gastrointestinal- und Respirationstraktes sowie zu rekurrierenden Herpes-simplex-Virus-Stomatitiden. Weitere Erklärungsmöglichkeiten für die erhöhte Infektanfälligkeit der Atemwege bei chronischer GvHD sind Störungen der chemotaktischen Funktion der Granulozyten, eine verminderte Produktion von sekretorischem IgA und eine gestörte Bildung spezifischer Antikörper gegen Pneumokokken-Polysaccharid. Darüber hinaus wird vermutet, daß ein funktioneller Hyposplenismus zur persistierenden Infektanfälligkeit beiträgt.

Bei Patienten nach HLA-partiell-kompatibler Transplantation scheint unabhängig von den negativen Einflüssen einer gesteigerten GvHD-Inzidenz sowohl die Rate früher als auch später Infektkomplikationen erhöht zu sein.

8.4 Interstitielle Pneumonie

Interstitielle Pneumonien entwickeln sich bei ca. 10% bis 40% der Patienten nach allogener Knochenmarktransplantation und stellen die Komplikation mit der höchsten Therapie-assoziierten Mortalität dar. Die pathogenetischen Vorgänge bei der Entstehung interstitieller Pneumonien nach Knochenmarktransplantation sind bislang unklar. Das Auftreten dieser pulmonalen Komplikation wird offenbar entscheidend durch die der Transplantation vorausgehende Konditionierungsbehandlung determiniert: Während sich interstitielle Pneumonien bei ca. 10% der Patienten mit aplastischen Anämien entwickeln, die ausschließlich mit Cyclophosphamid vorbehandelt werden, wird die Häufigkeit für Leukämie-Patienten nach Ganzkörperbestrahlung international mit 30–40% angegeben. In einer retrospektiven multivariaten Analyse der IBMTR ließen sich anhand der Daten von 932 Patienten mit leukämischen Erkrankungen, deren Konditionierungsbehandlung eine Ganzkörperbestrahlung umfaßte, eine Reihe von Faktoren identifizieren, die einen signifikanten Einfluß auf das Risiko dieser Komplikation hatten:

1. Für Patienten, die Methotrexat zur Prophylaxe einer akuten GvHD erhielten, war das Risiko im Vergleich zu Patienten mit Ciclosporin-Prophylaxe um den Faktor 2,3 erhöht.
2. Bei Patienten mit akuter GvHD der Schweregrade II–IV war die Inzidenz um den Faktor 1,9 höher als bei Patienten ohne oder mit nur leichtgradiger akuter GvHD.
3. Oberhalb des 21. Lebensjahres war das Risiko 2,1-fach höher als bei jüngeren Patienten.
4. Ein Zeitintervall zwischen Diagnosestellung und Transplantation von mehr als 6 Monaten erhöhte das Risiko um den Faktor 1,6 gegenüber einem kürzeren Zeitintervall.
5. Ein eingeschränkter Allgemeinzustand zum Zeitpunkt der Transplantation war mit einem 2,1-fach höheren Risiko verknüpft.
6. Eine Dosisleistung der Ganzkörperbestrahlung von mehr als 4 cGy/min erhöhte das Risiko bei Patienten mit Methotrexat-Prophylaxe um den Faktor 3,2 im Vergleich zu Patienten, die mit geringerer Dosisleistung bestrahlt wurden. Bei Patienten mit Ciclosporin-Prophylaxe hatte die Dosisleistung in einem Bereich

zwischen 2–108 cGy/min keinen Einfluß auf die Wahrscheinlichkeit der interstitiellen Pneumonie.
Die unter 1. bis 3. aufgeführten Faktoren zeigten in einer vergleichbaren Analyse der IBMTR bei 439 Patienten mit aplastischen Anämien gleichsinnig einen signifikanten Einfluß auf das Risiko der interstitiellen Pneumonie. In dieser Analyse konnte auch ein signifikanter Einfluß einer kombinierten radio-chemotherapeutischen Konditionierungsbehandlung im Vergleich zu einer ausschließlich chemotherapeutischen Vorbehandlung auf die Häufigkeit der interstitiellen Pneumonie nachgewiesen werden: Während bei 32% der ganzkörperbestrahlten Patienten interstitielle Pneumonien auftraten, betrug die Häufigkeit nach totaler lymphatischer Bestrahlung bzw. thorako-abdominaler Bestrahlung 17% und nach ausschließlich chemotherapeutischer Vorbehandlung 8%.
Ohne den Anspruch einer ätiologischen Zuordnung hat sich im internationalen Schrifttum eine phänomenologische Einteilung in Infektassoziierte bzw. idiopathische interstitielle Pneumonien im Falle eines fehlenden Erregernachweises durchgesetzt. Der Anteil Infektassoziierter interstitieller Pneumonien wird mit ca. 50% angegeben, wobei dieser Prozentsatz möglicherweise aufgrund des hohen technischen Aufwandes bei der Materialgewinnung sowie der Isolation und dem Nachweis des Erregers und den damit verbundenen logistischen Problemen zu niedrig eingeschätzt wird. Bei 80–90% der Infektassoziierten Formen kann Zytomegalo-Virus als pathogenes Agens nachgewiesen werden. Andere bei den nicht-bakteriellen interstitiellen Pneumonien selten gefundene Erreger sind Herpes simplex- oder Varicella-Zoster-Viren, Adenoviren, Candida, Aspergillus oder Pneumocystis carinii. Die Wahrscheinlichkeit der Entwicklung einer Zytomegalo-Virus-assoziierten Pneumonie ist nach Analysen aus Seattle über die genannten Risikofaktoren hinaus für Patienten mit positivem Zytomegalo-Virus-Antikörpernachweis vor der Transplantation im Vergleich zu seronegativen Patienten um den Faktor 1,9 erhöht. Unabhängig vom Serostatus des Patienten vor der Transplantation muß man davon ausgehen, daß ca. 30–40% der Patienten mit symptomatischer Zytomegalo-Virus-Infektion nach der Transplantation eine Zytomegalo-Virus-assoziierte Pneumonie entwickeln werden.

Als entscheidende pathogenetische Faktoren der idiopathischen interstitiellen Pneumonien werden toxische Schäden des Lungenparenchyms durch die Chemotherapie im Rahmen der Primärbehandlung der Grunderkrankung, die radio-chemotherapeutische Konditionierungsbehandlung und die immunsuppressive Therapie nach der Transplantation angesehen, ohne daß bislang der Beitrag der einzelnen Faktoren in der pathogenetischen Kette der interstitiellen Pneumonie näher definiert werden kann. Obgleich die Ganzkörperbestrahlung per se zweifelsfrei ein wesentlicher determinierender Faktor der interstitiellen Pneumonie ist, scheint die Applikationsweise – abgesehen von dem beschriebenen Effekt der Dosisleistung – offenbar von untergeordneter Bedeutung zu sein, da in der zitierten Analyse weder die Fraktionierung der Bestrahlung noch die mittlere Lungendosis in einem Bereich zwischen 5,6 und 12,8 Gy einen Einfluß auf die Häufigkeit der interstitiellen Pneumonie hatten. Inwieweit eine Abschirmung der Lungen die pulmonale Toxizität der Ganzkörperbestrahlung durch eine Verminderung der effektiven Lungendosis auf 8–10 Gy reduziert, kann gegenwärtig nicht abschließend beurteilt werden.

Interessant ist, daß trotz vergleichbarer Vorbehandlung Zytomegalo-Virus-assoziierte Pneumonien nach syngener oder autologer Transplantation seltener auftreten. Inwieweit diese geringere Inzidenz den Einfluß immunologischer Faktoren bzw. den der immunsuppressiven Therapie nach allogener Transplantation auf die Entstehung der interstitiellen Pneumonie widerspiegelt, ist unklar. Da die Pathogenität von Zytomegalo-Virus-Infektionen wesentlich von der humoralen und insbesondere zellulären Immunität des infizierten Organismus abhängt, kann vermutet werden, daß die immunsuppressive Therapie nach allogener Transplantation den Verlauf einer Infektion ungünstig beeinflußt und somit zu Zytomegalo-Virus-assoziierten Pneumonien disponiert. Die ausgeprägten Störungen der spezifischen humoralen und zellulären Immunität bei akuter GvHD könnten in ähnlicher Weise die Entstehung dieser Komplikation begünstigen. Insgesamt unterstreicht die Vielzahl der genannten Faktoren die Komplexität der multifaktoriellen Pathogenese der interstitiellen Pneumonien nach allogener Knochenmarktransplantation.

Der typische Zeitraum, in dem interstitielle Pneumonien auftreten, liegt zwischen dem 30. und 100. Tag nach der Transplantation, was darauf hindeuten könnte, daß vom Transplantat gebildete Effektor-Zellen und deren Mediatoren an den pathologischen Reaktionen des Lungenparenchyms beteiligt sind. Ca. 80 % aller interstitiellen Pneumonien fallen in diesen Zeitraum, und über 90 % werden innerhalb der ersten 6 Monate nach der Transplantation beobachtet. Danach kommt diese Lungenkomplikation nur noch ganz vereinzelt und fast ausschließlich bei Patienten mit chronischen GvHD vor. Im Vordergrund der klinischen Symptome steht eine sich schleichend bis fulminant entwickelnde respiratorische Insuffizienz mit progredienter Dys- und Tachypnoe, unproduktivem Husten, Zyanose und gelegentlich begleitender Febrilität. Blutgasanalytisch besteht regelmäßig eine Hypoxämie, die initial häufig mit einer Normo- oder Hypokapnie verbunden ist. Bei Lungenfunktions-Untersuchungen findet sich die Konstellation einer restriktiven Ventilationsstörung mit vermindertem Lungenvolumen, eingeschränkter Compliance und reduzierter Diffusionskapazität. Röntgenologisch dominiert eine überwiegend fein-retikuläre beidseitige interstitielle Zeichnungsvermehrung, die im Bereich der basalen und hilus-nahen Lungenabschnitte initial häufig stärker ausgeprägt sein kann. Durch Superinfektionen können auch konfluierende Verschattungen entstehen. Im weiteren Verlauf dehnen sich diese Veränderungen diffus über alle Lungenabschnitte aus und ergeben das Bild einer milchglasartigen Trübung der infiltrativen Veränderungen (Abb. 9). Die histologischen Veränderungen zeigen im akuten Stadium eine diffuse Alveolitis mit interstitiellem Ödem, zellulären Infiltraten des Interstitiums sowie alveolären Exsudaten und im fortgeschrittenen Stadium fibröse Veränderung des Lungeninterstitiums. Abbildung 10 zeigt die feingeweblichen Veränderungen bei einer typischen Zytomegalo-Virus-assoziierten interstitiellen Pneumonie.

Mit Ausnahme der sehr seltenen infektiösen Formen der interstitiellen Pneumonie durch Varicella-Zoster- bzw. Herpes-simplex-Virus, Candida, Pneumocystis carinii, Legionellen oder Mykoplasmen existieren für diese Lungenkomplikation keine spezifischen Therapiemaßnahmen, und der Verlauf ist trotz symptomatischer Therapiemaßnahmen einschließlich maschineller Beatmung bei Patienten, die klinische Symptome der respiratorischen Insuffizienz zeigen, ganz

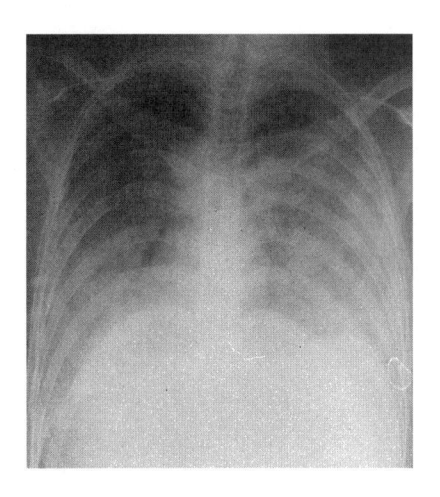

Abb. 9. Röntgenaufnahme der Thoraxorgane bei interstitieller Pneumonie (Radiologisches Zentrum, Universitätsklinikum Essen).

überwiegend letal. Wegen der potentiellen therapeutischen Konsequenzen sollte jedoch bei den ersten Zeichen einer interstitiellen Pneumonie ein Erregernachweis angestrebt werden. Bei nachgewiesener Zytomegalo-Virus-assoziierter interstitieller Pneumonie kann trotz unbewiesener Wirksamkeit ein Therapieversuch mit hochdosierter Gabe eines Hyperimmunglobulins unternommen werden. Erste präliminäre Berichte über die Anwendung der neuen antiviralen Substanzen Foscarnet oder Ganciclovir allein oder in Kombination mit Hyperimmunglobulinen sind ermutigend, bedürfen jedoch noch der Überprüfung in prospektiven Therapiestudien. Die Letalität der interstitiellen Pneumonie beträgt ca. 85–95%, so daß man unter Berücksichtigung der Inzidenz von 30–40% nach radio-chemotherapeutischer Konditionierungsbehandlung von einer Mortalität von 25–38% ausgehen muß. Diese Zahlen unterstreichen die Bedeutung dieser Therapie-assoziierten pulmonalen Komplikation als häufigster Todesursache nach allogener Knochenmarktransplantation bei Patienten mit malignen hämatologischen Erkrankungen.

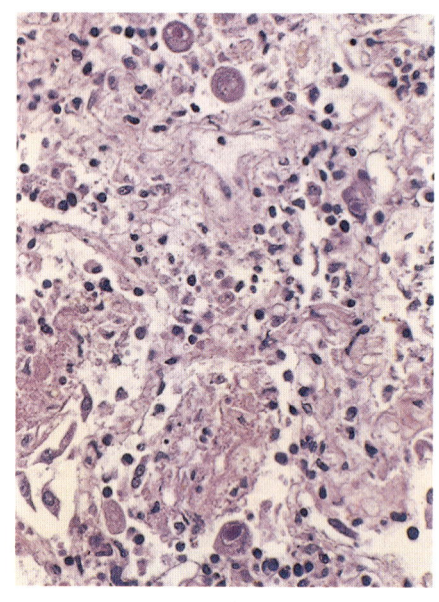

Abb. 10. Interstitielle Pneumonie 46. Tag nach KMT: Fibrinreiches intraalveoläres Exsudat, rundzelliges Infiltrat und hochcharakteristische intranukleäre CMV-Einschlußkörper nahe den Bildrändern rechts und links. H. E., Original × 100 (Institut für Pathologie, Universitätsklinikum Essen).

8.5 Transplantat-gegen-Wirt-Reaktionen

8.5.1 *Akute Transplantat-gegen-Wirt-Reaktion*

Akute Transplantat-gegen-Wirt-Reaktionen (akute GvHD) treten innerhalb der ersten 60 Tage nach einer Knochenmarktransplantation auf. Der Zeitpunkt der Erstmanifestation einer akuten GvHD wird von Disparitäten der MHC-Antigene mitbeeinflußt, d. h. daß im Falle einer HLA-partiell kompatiblen Transplantation die Symptome einer akuten GvHD in der Regel früher auftreten. Der mittlere Zeitraum bis zu den ersten Symptomen beträgt nach HLA-genotypisch identischer Transplantation 3 Wochen und fällt typischerweise mit dem Anstieg der peripheren Blutzellwerte zusammen, während nach inkompatibler Transplantation dieser Zeitraum durchschnittlich eine

Woche kürzer ist. Erstmanifestationen einer akuten GvHD sind nach HLA-genotypisch identischer Transplantation in der Phase der Knochenmarkaplasie oder nach Normalisierung der peripheren Blutzell-Parameter selten.

Die Gesamtinzidenz der akuten GvHD nach HLA-genotypisch identischer Geschwistertransplantation wird international mit ca. 40% bis 45% angegeben und steigt nach Transplantationen mit Mark partiell HLA-kompatibler Familienmitglieder im Falle einer Differenz im Bereich der von den HLA-A, B oder DR-Genorten codierten Antigene auf 60%, bei zwei Antigen-Differenzen auf 70% und bei drei Antigen-Differenzen auf 90% an. Neben der überragenden Bedeutung von Disparitäten der Histokompatibilitäts-Antigene, die die Entstehung und den Verlauf dieser immunologischen Reaktion zweifelsfrei entscheidend determinieren, zeigen weitere Faktoren in retrospektiven Analysen einen Einfluß auf die Häufigkeit der akuten GvHD: Demnach entwickeln männliche Empfänger von Transplantaten weiblicher Spender im Vergleich zu anderen Geschlechts-Konstellationen zwischen Spender und Empfänger signifikant häufiger akute GvHD. Vorausgegangene Schwangerschaften oder Bluttransfusionen einer Spenderin scheinen das Risiko der akuten GvHD für einen männlichen Empfänger nach HLA-genotypisch identischer Transplantation weiter zu erhöhen, was auf den potentiellen Einfluß einer Alloimmunisierung gegen nicht MHC-codierte Histokompatibilitäts-Antigene bei der Entstehung der akuten GvHD hinweisen könnte. Eine steigende Häufigkeit der akuten GvHD mit zunehmendem Patienten- bzw. Spenderalter wurde wiederholt beschrieben, ist jedoch nicht unumstritten. Als eine hypothetische Erklärung für ein altersabhängig erhöhtes GvHD-Risiko wird eine alterierte Thymusfunktion infolge einer Altersinvolution vermutet, die mit einer eingeschränkten Fähigkeit des Thymus zur Elimination alloreaktiver T-Zellen verbunden sein könnte. In einer neueren retrospektiven Analyse der IBMTR, die 2036 Patienten nach HLA-genotypisch identischer Transplantation einschloß, konnte kein signifikanter Einfluß des Patienten- oder Spenderalters auf die Inzidenz der akuten GvHD bei Berücksichtigung des Effektes der Transplantation von Mark alloimmunisierter Spenderinnen auf männliche Empfänger nachgewiesen werden.

Sowohl in tierexperimentellen Modellen als auch im Rahmen der klinischen Knochenmarktransplantation bei Patienten mit aplastischer Anämie konnte ein protektiver Effekt einer keimfreien Umgebung in Verbindung mit einer totalen bakteriellen Darm-Dekontamination bezüglich der Inzidenz der akuten GvHD demonstriert werden. Die diesem Effekt zugrunde liegenden Mechanismen sind nicht bekannt. Denkbar ist, daß eine bakterielle Kontamination zu einer Stimulation alloreaktiver Lymphozyten infolge von Kreuzreaktionen zwischen bakteriellen Zellwand-Antigenen und Histokompatibilitäts-Antigenen führt. Daneben wird eine unspezifische Lymphozyten-Aktivierung durch Produkte von Darmbakterien diskutiert, wobei vor allem bakterielle Endotoxine diesen Effekt vermitteln könnten. Der Stellenwert einer totalen gastrointestinalen Dekontamination und Isolation in Steril-Einheiten zur Prävention der akuten GvHD muß bei Leukämie-Patienten durch prospektive Studien abgesichert werden.

Da – wie bereits ausgeführt – auch bei HLA-genotypisch identischer Transplantation grundsätzlich Histo*in*kompatibilität besteht, ist eine immunpharmakologische Prophylaxe mit dem Ziel der Verminderung des Risikos einer akuten GvHD obligat erforderlich. Bis Anfang der 80er Jahre wurde basierend auf tierexperimentellen Daten vorwiegend Methotrexat (MTX) als Immunsuppressivum prophylaktisch eingesetzt. Das «klassische» Therapieschema besteht aus der Gabe von 15 mg/m^2 MTX als intravenöser Injektion am 1. Tag sowie 10 mg/m^2 MTX i.v. an den Tagen 3, 6, 11 und danach in wöchentlichen Abständen bis zum Tag 102 nach der Transplantation. Obgleich die Wirksamkeit von MTX nicht durch prospektive klinische Studien abgesichert wurde, gilt die Effektivität dieser Immunprophylaxe aufgrund der hohen Inzidenz, des frühen Auftretens und des Schweregrades der akuten GvHD bei Patienten, die keine Immunprophylaxe erhalten, als erwiesen. Wesentliche Nachteile der MTX-Prophylaxe sind die hämatopoetische Toxizität, die zu einer Verzögerung der hämatopoetischen Rekonstitution beiträgt, sowie deren Schleimhaut- und Lungen-Toxizität.

Im Gegensatz zu den unspezifischen zytotoxischen Effekten von MTX bewirkt Ciclosporin eine spezifische Inhibition der T-Zell-Proliferation und Interleukin-2-Produktion, eine verminderte Expres-

> **GvHD-Prophylaxe**
>
> – Methotrexat
> – Ciclosporin
> – Methotrexat + Ciclosporin
> – T-Zell-Depletion ex vivo

sion von Interleukin-2-Rezeptoren auf T-Zellen und ferner eine Hemmung der Differenzierung zytotoxischer T-Zellen. In einer Reihe von Studien, welche die immunprophylaktische Effektivität von MTX und Ciclosporin verglichen, waren die Inzidenzen der akuten GvHD und die Resultate der Transplantation mit den beiden Substanzen vergleichbar. Ciclosporin wird, beginnend am Tag vor der Transplantation, gewöhnlich in einem Dosisbereich von 3 bis 12,5 mg/kg Körpergewicht durch i.v. Bolusgabe oder als kontinuierliche Infusion appliziert. Die parenterale Erhaltungsdosis beträgt 3 mg/kg Körpergewicht Ciclosporin. Nach Abklingen der gastrointestinalen Probleme (Erbrechen, Durchfälle, Malabsorption) der Frühphase nach der Transplantation erfolgt gewöhnlich eine Umstellung auf die orale Einnahme von Ciclosporin. Die auf 2–3 Einzelgaben verteilte Tagesdosis beträgt 12–15 mg/kg Körpergewicht. Dosisanpassungen erfolgen nach Maßgabe der therapeutischen Blut- oder Plasmaspiegel der Substanz oder im Falle von Nebenwirkungen. Besonderes Augenmerk verdient die Nephrotoxizität von Ciclosporin, die sich in der Regel durch einen Anstieg der harnpflichtigen Substanzen äußert und insbesondere dann kritisch ist, wenn eine Kombination mit anderen nephrotoxischen Substanzen erfolgt. Engmaschige Kontrollen der Nierenretentions-Werte und Ciclosporin-Spiegel sind zur Therapieüberwachung auch in der ambulanten Behandlungsphase absolut notwendig, um erforderliche Dosisanpassungen rechtzeitig vornehmen zu können. Weitere charakteristische Nebenwirkungen sind Leberfunktionsstörungen mit Anstieg der Cholestaseparameter, arterielle Hypertonie, Flüssigkeitsretention, zentralnervöse Störungen und wechselnd ausgeprägter Tremor. Die Langzeittherapie mit Ciclosporin bedingt häufig einen deutlichen Hirsutismus, der von den betroffenen Patientinnen als starke Belastung empfunden werden kann. Die Gesamtdauer der prophylaktischen Ciclosporin-Therapie beträgt im allgemeinen 6–12 Monate nach der Transplantation, ohne daß bislang der prophylaktische Effekt in Hinblick auf die Entstehung einer chronischen GvHD gesichert ist.

Seit Mitte der 80er Jahre setzt sich zur Prävention der akuten GvHD ein Therapieschema mit insgesamt vier Dosen MTX an den Tagen 1, 3, 6 und 11 nach der Transplantation in Verbindung mit einer kontinuierlichen Ciclosporin-Gabe durch. Diese Kombination führte in zwei prospektiven vergleichenden Studien sowohl gegenüber der ausschließlichen Ciclosporin-Prophylaxe bei Leukämie-Patienten als auch gegenüber der MTX-Prophylaxe bei Patienten mit aplastischen Anämien zu einer signifkanten Reduktion der Inzidenz und des Schweregrades der akuten GvHD, zu einer Verminderung von tödlichen Infekt-Komplikationen bei Patienten mit GvHD und zu einer signifikanten Verbesserung der Überlebenswahrscheinlichkeit. Neuere Berichte, daß dieses prophylaktische Therapieschema möglicherweise mit einer höheren Wahrscheinlichkeit leukämischer Rezidive verbunden sein könnte, bedürfen der weiteren Überprüfung.

Kombinationen von MTX oder Ciclosporin mit anderen immunsuppressiven Substanzen wie Prednison, Antithymozytenglobulin oder einem T-Zell-spezifischen monoklonalen Antikörper führten im Vergleich zur Effektivität von MTX und Ciclosporin als Einzelsubstanzen zu keiner überzeugenden Reduktion der Inzidenz der akuten GvHD. Da die reifen alloreaktiven T-Lymphozyten des Transplantates offenbar wesentlich an der Entstehung der akuten GvHD beteiligt sind, wird in jüngerer Zeit an einigen Zentren versucht, durch Verminderung des T-Zell-Gehaltes des Transplantates der akuten GvHD vorzubeugen. Die Techniken zur Ex-vivo-T-Zell-Depletion beruhen überwiegend auf der Erkennung bestimmter Oberflächen-Antigene von Lymphozyten durch monoklonale Antikörper, die mit Magnetpartikeln, heterologen Erythrozyten, Immunabsorptions-Säulen oder Toxinen gekoppelt sind, wodurch eine selektive Elimination der gebundenen Zellen ermöglicht wird. Andere Methoden beruhen auf komplementabhängigen zytolytischen Reaktionen polyspezifischer oder monoklonaler Antikörper unter Verwendung von autologem oder heterologem Komplement oder einer Abtrennung auf der Basis physikalischer Eigenschaften der Lymphozyten. In Ab-

hängigkeit von der gewählten Methodik kann der Gehalt des Transplantates auf ca. 0,1 %–1 % der ursprünglichen T-Zell-Menge vermindert werden.
Trotz der durch diese Techniken erreichten drastischen Reduktion der Gesamtinzidenz der akuten GvHD auf ca. 5 %–10 % führten Transplantationen mit T-Zell-depletiertem Mark bislang zu keiner Verbesserung der Überlebenswahrscheinlichkeit, da die Verminderung des GvHD-Risikos durch eine erhöhte Abstoßungsrate erkauft wird: Während nach HLA-genotypisch identischer Transplantation mit nicht T-Zell-depletiertem Mark das Abstoßungsrisiko weit unter 1 % liegt, wurden nach T-Zell-Depletion Abstoßungsraten in der Größenordnung von 15 %–35 % von verschiedenen Gruppen beschrieben. Das Abstoßungsrisiko steigt bei Transplantationen mit Mark partiell HLA-kompatibler Spender nach T-Zell-Depletion noch weiter an. Darüber hinaus mehren sich aufgrund retrospektiver Analysen Hinweise, daß das Rückfallrisiko nach T-Zell-Depletion bei Patienten mit leukämischen Erkrankungen erhöht ist. Insbesondere bei Patienten mit chronischer myeloischer Leukämie wurden Rezidivraten bis zu 75 % nach Transplantationen mit T-Zell-depletiertem Mark mitgeteilt. Da zudem die Zahl der Patienten mit persistierender eigener Hämatopoese nach T-Zell-Depletion offensichtlich erhöht ist, muß befürchtet werden, daß in Langzeitbeobachtungen die Überlebenswahrscheinlichkeit dieser Patienten aufgrund einer höheren Zahl später leukämischer Rezidive schlechter ist als nach konventioneller Transplantation. Solange die Probleme der Transplantat-Abstoßung und des erhöhten Rezidivrisikos nach T-Zell-Depletion nicht gelöst sind, hat diese gegenwärtig zweifelsfrei effektivste Form der Prävention der akuten GvHD experimentellen Charakter.
Zielorgane der akuten GvHD sind die Haut, die Leber und der Gastrointestinaltrakt. Initial bestimmen charakteristischerweise Hautsymptome in Form nicht selten juckender, erythematös-makulöser Exantheme mit Betonung der Handinnenflächen und Fußsohlen sowie kleinfleckig-konfluierender Effloreszenzen im Bereich des Körperstamms, der Extremitäten und des Gesichts das klinische Bild. Bei fortschreitender Hautbeteiligung kann sich eine extrem schmerzhafte generalisierte Erythrodermie entwickeln, die in bullöse Eruptionen

und Exfoliationen übergehen kann. In diesem Stadium haben die Hautveränderungen Ähnlichkeit mit Verbrennungs-Läsionen und gehen mit ausgeprägter Exsudation sowie Neigung zu bakteriellen Superinfektionen einher. Bei einem Teil der Patienten bleiben die klinischen Symptome der akuten GvHD auf die Haut beschränkt.
Eine Leberbeteiligung spiegelt sich klinisch in einem cholestatischen Ikterus wider, bei dem die Cholestase-anzeigenden Enzyme häufig deutlich erhöht sind, während die Transaminasen nur uncharakteristische Veränderungen zeigen können. Die Bilirubin-Konzentration im Serum dient als Grad für die Leberbeteiligung bei akuter GvHD. Selten sind fulminante Verläufe, die in ein akutes Leberversagen einmünden, und dann mit Aszitesbildung, Enzephalopathie und hämorrhagischer Diathese infolge eines Versagens der plasmatischen Gerinnung einhergehen. Die Einordnung einer Hyperbilirubinämie sowie von Enzymerhöhungen als hepatische Beteiligung bei akuter GvHD bereitet gelegentlich differentialdiagnostische Schwierigkeiten, da eine eindeutige Abgrenzung gegenüber Leberfunktionsstörungen infolge Therapie-assoziierter Hepatotoxizität, entzündlicher Leberveränderungen oder einer Venenverschlußkrankheit nicht immer möglich ist.
Eine Darmbeteiligung äußert sich funktionell zunächst durch eine gesteigerte Darm-Motilität mit wäßrigen Diarrhöen, wobei sich der enterale Flüssigkeitsverlust als Maß für die Darmschädigung im Rahmen der akuten GvHD bewährt hat. Bei fortschreitender Krankheit können heftigste krampfartige Bauchschmerzen, profuse, teils blutige Durchfälle mit Flüssigkeitsverlusten im Bereich von 10 bis 20 l täglich, Absetzen von Schleimhautmembranen, massive enterale Eiweißverluste infolge von Eiweiß-Exsudation in das Darmlumen und schließlich Darmatonien mit dem Bild eines paralytischen Ileus auftreten. Wie alle beschriebenen klinischen Symptome der akuten GvHD sind auch die Darmsymptome unspezifisch und müssen gegenüber anderen infektiösen oder toxischen Darmschädigungen abgegrenzt werden. Eine isolierte Leber- oder Darmbeteiligung der akuten GvHD ist ohne begleitende Hautmanifestationen ungewöhnlich und bedarf, wenn möglich, einer diagnostischen Absicherung durch bioptische Untersuchungen.
Begleitende Allgemeinsymptome der akuten GvHD können sich in

Form von Fieber, Tachykardicn, allgemeiner Hinfälligkeit und Gewichtsverlust äußern. Die Stadieneinteilung der Organbeteiligung und die darauf basierende Einteilung der klinischen Schweregrade der akuten GvHD sind in Tabelle 11 wiedergegeben. Die prognostische Bedeutung der klinischen Schweregrade spiegelt sich in der höheren Sterblichkeit der Patienten wider, die eine akute GvHD vom Grad II–IV entwickeln.

Die feingeweblichen Veränderungen der akuten GvHD sind an der Haut durch Infiltrationen mononukleärer Zellen, Vakuolisierungen der Basalzellen und Einzelzellnekrosen der Epithelzellen, die gelegentlich von Lymphozyten umgeben sind, charakterisiert (Abb. 11, 12). Bei ausgeprägter Beteiligung treten größere nekrotische Areale und Exfoliationen der Epidermis auf. Das Lebergewebe zeigt vorwiegend im Bereich der Gallengänge Veränderungen, die durch Degenerationen der kleinen Gallengänge in Form segmentaler Nekrosen mit typischer zytoplasmatischer Eosinopilie der Gallengangszel-

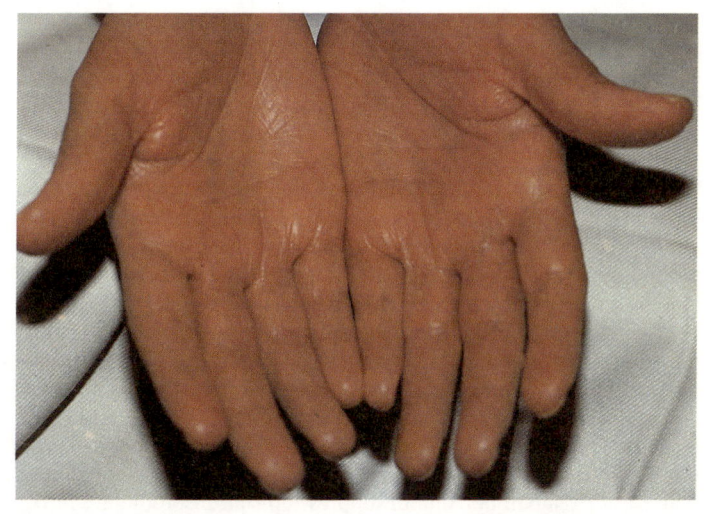

Abb. 11. Hautveränderungen bei akuter graft-versus-host-disease.

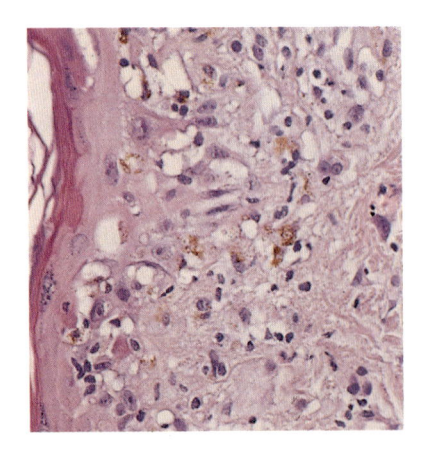

Abb. 12. Akute graft-versus-host-disease der Haut: Schütteres lymphozytäres Infiltrat in der oberen Dermis, auf die Epidermis übergreifend. Hydropische vakuoläre Degeneration der Basalzellen. Einzelne eosinophile Keratinozyten-Nekrosen. H. E., Original × 100 (Institut für Pathologie, Universitätsklinikum Essen).

len charakterisiert sind. Die Periportalfelder können infolge von lymphozytären Infiltraten verbreitert erscheinen. Die Darmschleimhaut zeigt bei leichtgradiger akuter GvHD Einzelzellnekrosen im Bereich der basalen Krypten mit umgebender lymphozytärer Infiltration. Die entzündlichen Infiltrate können sich auf die gesamte Schleimhaut ausdehnen und führen dann zur Ausbildung von Kryptenabszessen, entzündlichen Ulzerationen und Ablösungen des Epithels.
Die Therapie der akuten GvHD erfolgt durch immunsuppressive Substanzen, die bei dem Großteil der betroffenen Patienten zur Verminderung bzw. zur vollständigen Unterdrückung der akuten Symptomatik führen. Die meisten Erfahrungen bestehen mit der Anwendung von Corticosteroiden, die in Abhängigkeit von der Schwere der klinischen Symptome und dem therapeutischen Ansprechen in einem Dosisbereich von 1 mg/kg Körpergewicht bis zu einer Tagesgesamtdosis von zwei Gramm gegeben werden. Andere Immunsuppressiva, die alleine oder in Kombinationen zur Therapie der akuten GvHD eingesetzt werden, sind Ciclosporin, Antithymozytenglobulin, Cyclophosphamid und in jüngster Zeit T-Zell-spezifische monoklonale Antikörper. Neben der Immunsuppression sind insbesondere in der initialen Behandlungsphase supportive Therapiemaßnahmen wie hy-

Tabelle 11. Klinische Stadieneinteilung der Organbeteiligung und der Schweregrade der akuten Graft-versus-Host-Disease

Stage	Skin	Liver	Intestinal Tract
0	No rash	Bilirubin < 34 µmol/l	Diarrhea 500 ml/day
+	Maculopapular rash < 25% of body surface	Bilirubin 34–50 µmol/l	Diarrhea 500–1000 ml/day
++	Maculopapular rash 25–50% of body surface	Bilirubin 51–102 µmol/l	Diarrhea 1000–1500 ml/day
+++	Generalized erythroderma	Bilirubin 103–255 µmol/l	Diarrhea 1500 ml/day
++++	Generalized erythroderma with bullous formation and desquamation	Bilirubin > 255 µmol/l	Severe abdominal pain with or without ileus

Grade	Degree of Organ Involvement
I	+ to ++ skin rash; no gut involvement; no liver involvement; no discrease in clinical performance
II	+ to +++ skin rash; + gut involvement or + liver involvement (or both); mild decrease in clinical performance
III	++ to +++ skin rash; ++ to +++ gut involvement or ++ to ++++ liver involvement (or both); marked decrease in clinical performance
IV	Similar to Grade II with ++ to ++++ organ involvement and extreme decrease in clinical performance

Thomas et al., New Engl. J. Med. *292:* 832 (1975).

perkalorische parenterale Ernährung bei begleitender Malabsorption, Flüssigkeits-, Eiweiß- und Elektrolyt-Substitution zum Ausgleich enteraler Verluste, infektionsprophylaktische Maßnahmen bzw. eine gezielte antibiotische Abdeckung bei infektiösen Komplikationen von wesentlicher Bedeutung.

GvHD-Therapie

- Corticosteroide
- Ciclosporin
- Cyclophosphamid
- Antithymozytenglobulin
- Monoklonale Anti-T-Zell-Antikörper
- Azathioprin

Die Behandlungsdauer der GvHD beträgt in der Regel mehrere Monate und muß sich am individuellen Ansprechen und den Folgeproblemen der unspezifischen Immunsuppression orientieren. Trotz des häufig guten therapeutischen Ansprechens der akuten Symptome ist die zur Behandlung der akuten GvHD unverzichtbare Immunsuppression mit Problemen verknüpft, die die Prognose dieser Komplikation entscheidend mitbeeinflussen. Dabei steht die durch die akute GvHD bedingte Immundefizienz, welche durch die immunsuppressive Therapie weiter verstärkt wird, aufgrund der ausgeprägten Infekt-Anfälligkeit ganz im Vordergrund. Während die Organ-Manifestationen der akuten GvHD selten lebensbedrohlichen Charakter haben, sind trotz aller infektpräventiver Maßnahmen insbesondere virale, aber auch spät nach der Transplantation auftretende bakterielle und mykotische Infektionen häufigste Todesursachen von Patienten mit akuter oder sekundär chronischer GvHD. Aufgrund des Defektes der spezifischen zellulären Immunität treten vor allem Reaktivierungen latenter Zytomegalo-Virus-Infektionen und andere Infektionen durch Herpes-Viren auf. Zytomegalo-Virus-assoziierte interstitielle Pneumonien stellen dabei eine Haupttodesursache bei Patienten mit akuter GvHD dar. Ca. 50% der Patienten, die eine akute GvHD der Schweregrade II–IV entwickeln, versterben innerhalb der ersten 2 Jahre nach der Transplantation an infektiösen Komplikationen.

8.5.2 Chronische Transplantat-gegen-Wirt-Reaktion

Chronische GvHD können im Verlauf des ersten Jahres nach der Transplantation auftreten. Im allgemeinen entwickeln sich die Symptome der chronischen GvHD frühestens um den Tag 100 nach der Transplantation, können in Ausnahmefällen jedoch bereits um den Tag 70 auftreten. Die Gesamtinzidenz der chronischen GvHD beträgt für Patienten, die die Transplantation länger als 6 Monate überleben, ca. 30%–50%. Bei dem überwiegenden Teil der betroffenen Patienten schließen sich die Symptome der chronischen GvHD nach einem asymptomatischen Intervall oder unmittelbar an eine vorausgegangene akute GvHD an (sekundär chronische GvHD). Bei 20%–30% der Patienten stellt die chronische GvHD jedoch die Erstmanifestation einer immunologischen Unverträglichkeitsreaktion dar. Eine akute GvHD ist somit der entscheidende Risikofaktor für das Auftreten einer chronischen GvHD. In Abhängigkeit vom Ausmaß der Organbeteiligung lassen sich zwei klinische Verlaufsformen der chronischen GvHD unterscheiden: Bei limitierter chronischer GvHD bestehen lediglich umschriebene Hautveränderungen und/oder Leberfunktions-Störungen. Eine ausgedehnte («extensive») chronische GvHD liegt vor, wenn entweder eine generalisierte Hautbeteiligung oder umschriebene Hautveränderungen in Verbindung mit einer Leberbeteiligung oder Befall anderer Organsysteme durch eine chronische GvHD bestehen (Tab. 12).

Die klinischen Symptome der chronischen GvHD weisen in ihrem Erscheinungsbild Ähnlichkeiten mit einer Reihe von kollagen-vaskulären Erkrankungen wie dem *Sjögren'schen* Syndrom, der Sklerodermie, dem Lichen planus, dem Lupus erythematodes disseminatus und der primär biliären Zirrhose auf. Im Gegensatz zur Sklerodermie besteht bei chronischer GvHD jedoch keine Fibrose der glatten Muskulatur des Ösophagus und keine Beteiligung der Plexus myentericus, eine bei Lupus erythematodes oder Sklerodermie häufige Nierenbeteiligung kommt bei chronischer GvHD nicht vor, und ein Übergang der hepatischen Veränderungen in eine Leberzirrhose mit portaler Hypertension ist bei chronischer GvHD die Ausnahme.

Die meisten Patienten mit chronischer GvHD weisen eine Beteiligung der Haut auf, die sich in Form generalisierter oder umschriebe-

Tabelle 12. Stadieneinteilung bei chronischer Graft-versus-Host-Disease

Limited chronic graft-versus-host disease
Either or both:
 1. Localized skin involvement
 2. Hepatic dysfunction due to chronic graft-versus-host disease

Extensive chronic graft-versus-host disease
Either:
 1. Generalized skin involvement; or
 2. Localized skin involvement and/or hepatic dysfunction due to chronic GVHD, plus:
 3. a. Liver histology showing chronic aggressive hepatitis, bridging necrosis, or cirrhosis; or
    b. Involvement of eye (Schirmer's test with < 5 mm wetting); or
    c. Involvement of minor salivary glands or oral mucosa demonstrated on labial biopsy; or
    d. Involvement of any other organ

Shulman et al., Am. J. Med. *69:* 204 (1980).

ner ödematöser Hautrötungen, livide verfärbter oder pigmentierter fleckiger Veränderungen oder schuppender plaqueartiger Hautareale manifestieren kann (Abb. 13). Diese Symptome treten bevorzugt in Hautarealen auf, die sonnenexponiert sind. Sekundär entwickeln sich Atrophien der Epidermis, Verdickungen und Sklerosen der Unterhaut und trophische Störungen der Hautanhangsgebilde, die bei unbehandelten Patienten so ausgeprägt sein können, daß daraus Gelenk-Kontrakturen resultieren.

Die Beteiligung der Mundschleimhaut, die bei über 80% der Patienten mit ausgedehnter chronischer GvHD nachweisbar ist, tritt vorwiegend als lichenoide Reaktion der Wangenschleimhaut und Zunge in Form streifig-netzartiger oder größerer plaqueartiger Veränderungen auf. Meist besteht eine Schleimhautatrophie mit verminderter Keratinisierung und Xerostomie, die die Entwicklung einer ausgeprägten Parodontose und Karies begünstigen. Aufgrund der Beteiligung der Speichel- und Tränendrüsen entwickelt sich bei dem überwiegenden Teil der Patienten mit ausgedehnter chronischer GvHD

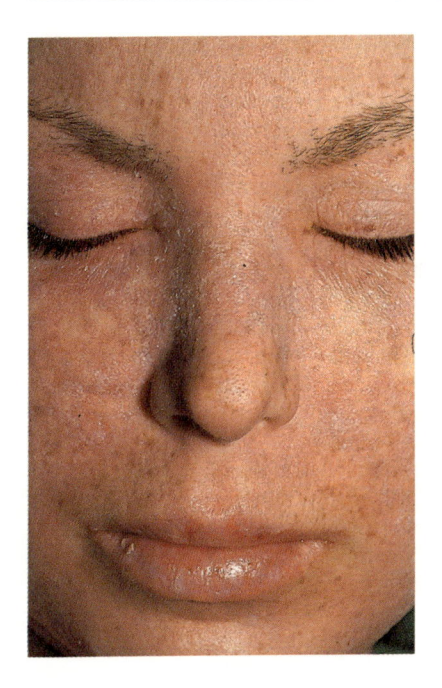

Abb. 13. Hautveränderungen bei chronischer graft-versus-host-disease.

ein Sicca-Syndrom, das an den Augen einen künstlichen Tränenersatz erfordert und zu rezidivierenden Keratokonjunktividen führen kann.

Die Leberbeteiligung zeigt sich anhand von Bilirubin- und Enzymerhöhungen, wobei sowohl die Konstellation einer Leberparenchymschädigung als auch die einer Cholestase dominieren kann. Typisch ist eine Beteiligung des Ösophagus, die mit Motilitätsstörungen und Stenosierungen sowie dysphagischen Symptomen und retrosternalen Schmerzen einhergehen kann.

Weitere Symptome der chronischen GvHD, die insbesondere bei unbehandelten Patienten auftreten, sind Gewichtsverlust, Malabsorption und rekurrierende Infektionen.

Die histopathologischen Frühveränderungen der Haut bei ausgedehnter chronischer GvHD zeigen eine Hypertrophie und Hyperkeratose der Epidermis mit begleitender lichenoider Reaktion sowie vakuoliger Degeneration der basalen Hautschichten, ein Ödem im Bereich des Papillarkörpers und lympho-plasmazelluläre Infiltrate der Haarfollikel und der Subkutis. Immunhistologisch finden sich am Übergang von Dermis und Epidermis Ablagerungen von Immunglobulinen und Komplement. Bei fortschreitender chronischer GvHD treten fibrotische Veränderungen und die Atrophie der Epidermis in den Vordergrund. Bei umschriebener chronischer GvHD scheinen fibrotische Veränderungen und die Atrophie der Epidermis sich primär zu entwickeln. Die histologischen Veränderungen der Leber bei chronischer GvHD weisen Ähnlichkeit mit den bei der akuten GvHD beschriebenen Veränderungen auf und hängen in ihrer Ausprägung entscheidend von der Dauer und Aktivität der Leberbeteiligung ab. Das histologische Bild kann dem bei chronischer aggressiver Hepatitis entsprechen, wobei stets cholestatische Veränderungen und Verminderung der kleinen Gallengänge vorliegen. Die hervorstechenden histologischen Charakteristika der Beteiligung anderer epithelialer Gewebe sowie der Speichel- und Tränendrüsen sind eine mononukleäre Infiltration, epitheliale Zellnekrosen und fibrotische Veränderungen.

Die Prognose der chronischen GvHD wird im wesentlichen durch zwei Faktoren beeinflußt:

1. durch die klinische Verlaufsform, wobei Patienten mit limitierter chronischer GvHD im Vergleich zu Patienten mit ausgedehnter unbehandelter chronischer GvHD eine weitaus günstigere Prognose aufweisen;
2. durch den Zeitpunkt des Auftretens und die Beziehung zu einer vorausgegangenen akuten GvHD;

Hierbei haben Patienten, bei denen sich die Symptome der chronischen GvHD unmittelbar im Anschluß an eine akute GvHD entwickeln, die ungünstigste Prognose, während die Überlebenswahrscheinlichkeit für Patienten mit de novo chronischer GvHD am größten ist.

Die effektivste Prophylaxe der chronischen GvHD stellt eine wirksame Prävention der akuten GvHD dar. Für keine Form einer immunpharmakologischen Prophylaxe ist gegenwärtig ein positiver Einfluß auf das Auftreten einer chronischen GvHD nachgewiesen. Therapeutisch wird bei Patienten mit ausgedehnter chronischer GvHD eine orale Monotherapie mit Prednison in einer Dosis von 1–2 mg/kg täglich durchgeführt. Im Falle eines nicht ausreichenden therapeutischen Ansprechens kann eine Kombinationstherapie von Prednison mit Azathioprin, Ciclosporin, Procarbazin oder Cyclophosphamid versucht werden. Eine Kombinationstherapie von Prednison mit Azathioprin war zwar in einer randomisierten Studie bezüglich der Unterdrückung der Krankheitssymptome der Monotherapie mit Prednison überlegen, begünstigte aber Infektkomplikationen, und die Überlebensraten waren für Patienten mit der Kombinationstherapie ungünstiger. Die für einen betroffenen Patienten mit ausgedehnter chronischer GvHD geeignetste Form der Immunsuppression muß in Ermangelung vergleichender Therapiestudien mit anderen Substanzen von der individuellen Problematik abhängig gemacht werden. Wie auch bei der akuten GvHD sind supportive Therapiemaßnahmen wie künstlicher Tränenersatz bei Sicca-Syndrom, strikte Einhaltung von Hygienemaßnahmen, prophylaktische Antibiotika-Gaben, frühzeitige Einleitung antiinfektiöser Maßnahmen bei vermuteter oder gesicherter Infektion und krankengymnastische Maßnahmen zur Vorbeugung von Kontrakturen sowohl für das Überleben als auch für die Lebensqualität der Patienten mit chronischer GvHD von entscheidener Bedeutung.

8.6 Leukämische Rezidive nach Knochenmarktransplantation

Ein Wiederauftreten der leukämischen Grundkrankheit nach allogener Knochenmarktransplantation wird in erster Linie vom Krankheitsstadium zum Zeitpunkt der Transplantation determiniert und spiegelt die wachsende Resistenz der Tumorerkrankung gegenüber der radio-chemotherapeutischen Konditionierungsbehandlung wider. Das höhere Rezidivrisiko nach syngener Transplantation und die geringere Rezidivhäufigkeit bei Patienten, die eine akute oder chronische GvHD entwickeln, deuten unabhängig von der tumoriziden Wirksamkeit der Konditionierungsbehandlung auf eine immunologische antileukämische Komponente der allogenen Transplantation im

Sinne eines Graft-versus-Leukemia-Effektes hin. Bislang liegen keine umfassenderen Analysen darüber vor, inwieweit prognostische Kriterien, welche die Rezidivwahrscheinlichkeit unter konventioneller Chemotherapie bei Patienten mit akuten Leukämien beeinflussen, auch nach allogener Transplantation Gültigkeit haben, oder ob gerade Patienten mit «Hochrisiko»-Kriterien von der unbestritten höheren antileukämischen Effektivität der Knochenmarktransplantation profitieren können. Der Wert solcher prognostischer Faktoren wird jedoch nicht einhellig akzeptiert, da ihre Gültigkeit eine Abhängigkeit von den jeweiligen Chemotherapie-Protokollen zeigt, aus denen sie abgeleitet wurden, und nicht ohne weiteres auf andere Protokolle übertragbar ist. Bei der akuten myeloischen Leukämie des Erwachsenenalters scheinen insbesondere eine hohe initiale Zahl zirkulierender leukämischer Zellen, eine Hepatosplenomegalie, die Serumkonzentration der Laktat-Dehydrogenase, extramedulläre und insbesondere zentralnervöse Manifestationen, bestimmte chromosomale Anomalien der leukämischen Zellpopulation (t(9;22), Monosomie 5 oder 7) und die Entwicklung der Leukämie aus einem myelodysplastischen Syndrom mit einer geringen Überlebenswahrscheinlichkeit assoziiert zu sein. Bei akuter lymphatischer Leukämie gelten ein Lebensalter über 35 Jahren, der immunphänotypische Nachweis von Differenzierungs-Antigenen der B-Zellreihe oder eine fehlende Expression von Differenzierungs-Antigenen (sog. 0-ALL), eine Leukozytenzahl über 30×10^9/l bei Diagnosestellung, zentralnervöse Manifestationen und chromosomale Anomalien (t(9;22), t(8;14), t(4;11) und hyplodiploider DNS-Gehalt) als prognostisch ungünstig.

Mit dem Ziel der Steigerung des antileukämischen Effektes wurden sowohl Kombinationen verschiedener Zytostatika in Verbindung mit Cyclophosphamid und Ganzkörperbestrahlung als auch alternative Regimes der Ganzkörperbestrahlung unterschiedlicher Fraktionierung, Dosisleistung und Gesamtdosis geprüft. Abgesehen von erfolgsversprechenden Daten kleinerer, nicht kontrollierter Studien ergeben sich gegenwärtig keine Hinweise darauf, daß Modifikationen der radio-chemotherapeutischen Konditionierungsbehandlung wesentlich zur Lösung des Problems leukämischer Rezidive nach der Transplantation beitragen werden. Das grundsätzliche Problem der meisten intensivierten Konditionierungs-Protokolle resultiert aus einer nicht akzeptablen Steigerung der Therapie-assoziierten Toxizität. Für keines dieser alternativen Protokolle konnte bislang eine Senkung des Rezidivrisikos nachgewiesen werden, die mit einer Verbesserung der Überlebenswahrscheinlichkeit im Vergleich zu der Kombination von Cyclophosphamid und Ganzkörperbestrahlung verbunden war.

Die Rezidivhäufigkeiten nach allogener Knochenmarktransplantation zeigen international in allen größeren Statistiken in Abhängigkeit vom Krankheitsstadium eine bemerkenswerte Übereinstimmung. Bei der akuten myeloischen Leukämie in der 1. Vollremission wird die Rezidivwahrscheinlichkeit mit 20%–25% angegeben und steigt im unbehandelten 1. Rezidiv bzw. in der 2. Vollremission auf ca. 40% sowie in weiter fortgeschrittenen Stadien auf ca. 60% an. Die korrespondierenden Angaben für die akute lymphatische Leukämie betragen in der 1. Vollremission ca. 25%–35% bei Patienten mit «Hochrisiko»-Kriterien, in der 2. Vollremission ca. 45% bei Patienten mit «Standardrisiko»-Kriterien bzw. ca. 55% bei Patienten mit «Hochrisiko»-Kriterien und in weiter fortgeschrittenen Stadien bis zu 75% (Hochrisiko-Kriterien einer IBMTR-Analyse: Patienten, die älter als 16 Jahre sind, Leukozyten über $50 \times 10^9/l$, FAB-L3 Subtyp, B-Phänotyp, ZNS-Beteiligung, chromosomale Anomalien). Eine neuere retrospektive Analyse der IBMTR deutet darauf hin, daß zumindest bei Patienten mit akuter lymphatischer Leukämie in 2. Vollremission die genannten prognostischen Kriterien sowohl unter konventioneller Chemotherapie als auch nach allogener Knochenmarktransplantation mit einem höheren Rezidivrisiko assoziiert sind.

Während bei Patienten mit akuten Leukämien aufgrund morphologischer Kriterien die Rezidivdiagnose meist zweifelsfrei möglich ist, wird bei Patienten mit chronischer myeloischer Leukämie zwischen Wiederauftreten bzw. der Persistenz von Philadelphia-Chromosom positiven (Ph+) Zellen und einem hämatologischen Rezidiv, das aufgrund der typischen morphologischen Charakteristika diagnostiziert wird, unterschieden. Die Wahrscheinlichkeit eines hämatologischen Rezidivs liegt für Patienten in der 1. chronischen Phase bei ca. 20% und steigt in der Akzelerationsphase bzw. in der Phase der akuten Transformation auf 50%–80%. Für den kleinen Teil der Patienten, bei denen durch konventionelle Chemotherapie der akuten Transformations-Phase eine 2. chronische Phase induziert werden kann, ist die Rezidivwahrscheinlichkeit deutlich geringer. Die Bedeutung des isolierten Nachweises Ph+-Zellen bei zytogenetischen Verlaufsuntersuchungen nach Transplantation kann gegenwärtig noch nicht sicher abgeschätzt werden. In der Frühphase nach der Transplantation werden nicht selten Ph+-Zellen nachgewiesen. Auch im Verlaufe der ersten Jahre nach einer Transplantation auftretende Ph+-Zellen wurden wiederholt beschrieben, ohne daß damit die Entwicklung eines hämatologischen Rezidivs der chronischen myeloischen Leukämie verbunden war. Es muß allerdings angenommen werden, daß ein steigender oder primär hoher Prozentsatz Ph+-Zellen nach der Transplantation auch bei normaler Knochenmarkmorphologie indikativ für ein beginnendes hämatologisches Rezidiv ist. Verlaufsuntersuchungen bei einer größeren Zahl von Patienten mit persistierenden oder wiederauftretenden Ph+-Zellen in Verbindung mit anderen informativen Markern des hämatopoetischen Chimärismus sind zukünftig zur Abschätzung des Rezidivrisikos bei Patienten mit zytogenetischem «Rezidiv» erforderlich.

Typischerweise treten leukämische Rezidive innerhalb der ersten 2–3 Jahre nach der Transplantation auf. Vereinzelt wurden Rezidive jedoch auch nach mehr als 6 Jahren beschrieben. Bei dem überwiegenden Teil der Patienten, die die ersten drei Jahre nach der Transplantation rezidivfrei überleben, kann man jedoch von einer definitiven Heilung der leukämischen Erkrankung ausgehen.

Die genannten Rezidivwahrscheinlichkeiten unterstreichen, daß das kurative Potential der allogenen Knochenmarktransplantation in frühen kontrollierten Krankheitsstadien am größten ist. Doch auch in fortgeschrittenen Krankheitsstadien, in denen durch konventionelle Chemotherapie keine anhaltenden Remissionen leukämischer Erkrankungen erreicht werden können, bietet die Transplantation grundsätzlich noch eine kurative Chance.

In seltenen Fällen entwickeln sich nach einer Transplantation leukämische Erkrankungen aus Zellpopulationen, als deren Ursprung Zellen des Knochenmarkspenders mit Hilfe zytogenetischer oder anderer polymorpher Marker nachgewiesen werden konnten. Für diese

Leukämien muß eine Entstehung nach der Transplantation angenommen werden, da die Knochenmarkspender in allen Fällen gesund blieben. Für dieses seltene Phänomen bieten sich mehrere hypothetische Erklärungen wie die Transfektion der Spenderzellen durch onkogene DNS, eine Hybridisierung zwischen transplantierten Stammzellen und klonogenen residuellen Leukämiezellen oder eine Therapie-assoziierte Leukämogenese.

9. Psychosoziale Probleme bei Knochenmarktransplantation
J. Neuser

Die Knochenmarktransplantation ist eine therapeutische Maßnahme, die den Patienten große Anstrengungen abverlangt: Die Entscheidung zur Knochenmarktransplantation erfolgt in dem Wissen, daß die Transplantation die derzeit bestmögliche Heilungschance bietet, zugleich aber auch ein hohes Letalitätsrisiko beinhaltet; die Transplantationsperiode ist mit starken Einschränkungen der Freizügigkeit verbunden; die Behandlungsmaßnahmen sind massiv und können gravierende Nebenwirkungen haben, dennoch setzt die Behandlung ein hohes Maß an Kooperativität voraus; das Leben nach der Transplantation ist zunächst mit starken Einschränkungen verbunden, die auch die langdauernde Abhängigkeit von medizinischer Betreuung einschließen; protrahiert eintretende Folgen sind noch nicht völlig bekannt, und im Einzelfall ist der Erfolg der Behandlung nicht vorhersehbar. Diese Aufzählung mag ausreichen, um das psychologische Spannungsfeld abzustecken, in dem sich der Patient befindet. Aber nicht nur für den Patienten selbst, auch für seine Angehörigen, für den Knochenmarkspender und nicht zuletzt für das Behandlungsteam stellt die Knochenmarktransplantation eine Quelle psychischer Belastungen dar.

Die Erforschung psychosozialer Probleme im Zusammenhang mit der Knochenmarktransplantation ist noch vergleichsweise unsystematisch und läßt noch viele Fragen offen. Im folgenden werden die bisher vorliegenden Erkenntnisse dargestellt und, soweit empirische Arbeiten nicht vorliegen, durch eigene Erfahrungen aus der psychologischen Betreuung von Knochenmarktransplantations-Patienten ergänzt.

9.1 Psychosoziale Probleme von Knochenmarktransplantations-Patienten

Bei Kleinkindern steht die Befürchtung im Vordergrund, daß durch die Knochenmarktransplantation Störungen der psychischen Entwicklung induziert werden könnten. Solche Entwicklungsretardierungen sind jedoch in den meisten Lebensbereichen nicht zu erwarten, wenn während des Krankenhausaufenthalts eine feste Bezugsperson («Ersatzmutter») vorhanden ist. Neben passager auftretenden psychopathologischen Symptomen (Jaktationen, Regurgitation usw.) muß bei kleinen Kindern aber mit Störungen des Spracherwerbs gerechnet werden, falls nicht eine entsprechende Förderung geboten wird.

Bei Kindern im Schulalter besteht größere Einsichtsfähigkeit in die Notwendigkeit der Behandlung. Dadurch treten aber auch emotionale Probleme der Kinder deutlicher hervor. In dieser Altersspanne sind Ängste (z. B. vor Knochenmarkpunktionen) ein häufiges Problem. Eine gute Beziehung zwischen Kind und Arzt bzw. Pflegepersonal, bei ausgeprägten Ängsten verhaltenstherapeutisch orientierte Vorbereitung, tragen zur Angstreduktion effizient bei. Depressive Verstimmungen, auch in Verbindung mit regressivem und aggressivem Verhalten, sind bei etwa 10 Prozent der Kinder feststellbar und eine häufige Ursache von Kooperationsproblemen. Andere Störungen sind ebenso häufig wie bei hospitalisierten Kindern im allgemeinen. Schon bei der Aufnahme zur Knochenmarktransplantation weisen Kinder trotz eines durchschnittlich normalen IQ schlechtere Schulleistungen auf als gesunde Gleichaltrige. Diese Tendenz dürfte sich unter Knochenmarktransplantation verstärken.

In der Pubertät werden psychische Beeinträchtigungen infolge von Veränderungen der äußeren Erscheinung bedeutsam. Während der Klinikbehandlung reagieren adoleszente Patienten stärker auf (vermeintliche) Verletzungen der Intimsphäre und versuchen, ihren persönlichen Bereich mit Hilfsmitteln zu markieren. Hier ist ein sehr sensibler Umgang mit der Intimsphäre des Patienten erforderlich. Auch nach Entlassung haben relativ viele jugendliche Patienten psychische Probleme wie Angst vor Entstellung, soziale Isolation und Depression. Andererseits weisen viele adoleszente Knochenmarktransplantations-Patienten im Vergleich zu chemotherapeutisch behandelten ein positiveres Lebensgefühl und mehr Vertrauen in die Realisierung ihrer Lebenspläne auf und verfügen über mehr soziale Fertigkeiten.

Die psychosozialen Probleme von erwachsenen Knochenmarktransplantations-Patienten sollen nach der zeitlichen Abfolge der Knochenmarktransplantation (Entscheidungs- und Warteperiode, Transplantationsperiode und Post-Transplantationsperiode) beschrieben werden.

Über die Entscheidungs- und Warteperiode sind nur retrospektive Befunde verfügbar. Kaum ein Patient, dem von seinem Arzt eine Knochenmarktransplantation als Behandlungsmöglichkeit genannt wird, schlägt diese aus. Nach gründlicher Information treffen die Patienten fast ausnahmslos innerhalb weniger Tage ihre Entscheidung für die Knochenmarktransplantation. Allerdings besteht Veranlassung zu der Annahme, daß Ärzte eine Vorselektion aufgrund psychosozialer Merkmale des Patienten vornehmen: Bei unseren Patienten mit Leukämien waren solche mit hoher Ausprägung der Persönlichkeitsmerkmale «Ausdauer» und «Ordnungsstreben» deutlich überrepräsentiert. Da davon auszugehen ist, daß Leukämie-Patienten sich in diesen Merkmalen nicht von der Gesamtpopulation unterscheiden, muß angenommen werden, daß die einweisenden Ärzte implizit unterstellen, daß Ausdauer und Disziplin für eine erfolgreiche Knochenmarktransplantation notwendig seien. In unserer Studie waren diese Merkmale aber nicht mit dem Behandlungserfolg korreliert.

Der Entscheidungsprozeß impliziert intrafamiliär auch einen Prozeß der Aufteilung von Verantwortung für die Entscheidung, der gelegentlich zu Konflikten Anlaß geben kann.

Die Warteperiode nach der Entscheidung ist für viele Patienten eine von innerer Anspannung gekennzeichnete Zeit im Sinne eines doppelten Ambivalenzkonflikts: Einerseits besteht die Hoffnung, daß die Krankheit auch ohne Knochenmarktransplantation beherrschbar ist, andererseits die Angst vor Rezidiv oder Krise; einerseits besteht die Hoffnung, daß durch Knochenmarktransplantation das Fortschreiten der Grunderkrankung verhindert wird, andererseits die Befürchtung, daß die Krankheit auch mit Knochenmarktransplantation nicht beherrschbar sei. Die Einbestellung wird dann als Entlastung erlebt.

Für den Kliniker sind die psychosozialen Probleme in der Transplantationsperiode von besonderem Interesse. Die dazu vorliegenden Arbeiten sind überwiegend Erfahrungsberichte aus der psychologischen

Betreuung von Knochenmarktransplantations-Patienten. In Essen hatten wir Gelegenheit, die ersten prospektiven Verlaufsstudien an Leukämie-Patienten durchzuführen. Wir haben versucht, Komponenten der psychischen Belastung zu identifizieren und ihre Ausprägung im zeitlichen Verlauf zu bestimmen. Diese Komponenten wurden aus Patientenselbsteinschätzungen zu momentanen Affekten und aus Beurteilungen des Pflegepersonals zu psychologisch relevanten Problemen wie Kooperativität, Übelkeit/Erbrechen und Schlafstörungen mit einer statistischen Methode (Hauptkomponentenanalyse) extrahiert. Dabei ergaben sich vier Belastungskomponenten, die als «emotionale Belastung», «körperbezogene Belastung», «Anspannung» und «Ärger/Aversion» gekennzeichnet werden können. Die Ausprägungen dieser Belastungskomponenten im zeitlichen Verlauf der Transplantationsperiode zeigen, daß in verschiedenen Zeitabschnitten unterschiedliche Belastungsqualitäten dominieren. Die psychische Gesamtbelastung ist in der Zeit der Aplasie am höchsten, aber mit starker Anspannung und mit Ärgerreaktionen ist besonders zu rechnen, wenn das körperliche Befinden vergleichsweise gut ist.

Schwere Depressionen oder psychotische Episoden kommen bei etwa 8% der Knochenmarktransplantations-Patienten vor und sollten medikamentös behandelt werden. Sie stehen in nahezu allen Fällen mit schweren Transplantationskomplikationen in zeitlichem Zusammenhang.

Das Erleben der Transplantationsperiode beeinflußt die psychosoziale Rekonvaleszenz nach Entlassung, so daß eine frühzeitige psychologische Betreuung der KMT-Patienten indiziert ist. Noch zwei Jahre nach KMT werden von mehr als der Hälfte der Patienten Verlust an physischer Energie, kognitive Störungen und emotionale Probleme (Angst, Depressivität) als fortbestehende Belastungen beklagt.

Von den möglichen Folgeschäden der KMT haben die Strahlenkatarakt und Fertilitätseinbußen für die überwiegend jungen Patienten auch hohe psychosoziale Relevanz. Über das Erleben und die Verarbeitung der Katarakt und ihrer Behandlung gibt es noch keine Untersuchungen an der speziellen Population der KMT-Patienten.

Alle Patienten, die im Rahmen der Konditionierung ganzkörperbestrahlt wurden, sind infertil. Relativ häufig sind davon junge Familien betroffen, bei denen vor der Erkrankung Kinderwunsch bestand. Da die Generationsfähigkeit in hohem Maße selbstwertrelevant ist, kann die Einbuße der Fertilität die weibliche bzw. männliche Identität beeinträchtigen und so mittelbar auch zu sexuellen Störungen führen. In einer retrospektiven Befragung zwei Jahre nach KMT gaben 40 % der Befragten an, daß sie sexuelle Probleme hätten. Diese Befragung war allerdings relativ undifferenziert und schließt vermutlich auch Probleme wie Schwierigkeiten, einen Partner zu finden, ein, die nicht als sexuelle Störungen im engeren Sinne zu verstehen sind. Nach unserer klinischen Erfahrung kommen sexuelle Störungen (Libidoverlust, Erektionsstörungen, Anorgasmie usw.) bei KMT-Patienten nicht häufiger vor als in der Gesamtpopulation, aber systematische Untersuchungen fehlen in diesem speziellen Bereich. Nicht bestrahlte KMT-Patienten sind nach Transplantation häufiger Mutter oder Vater geworden.

Insgesamt sind psychische Probleme bei KMT-Patienten in der Post-Transplantationsperiode häufiger und intensiver als in Vergleichsgruppen von KM-Spendern; emotionale und kognitive Probleme zeigen keine abnehmende Tendenz mit der Zeit nach Entlassung. Ihre psychosoziale Situation etwa zwei Jahre nach KMT wird von der überwiegenden Zahl der Patienten als zufriedenstellend beurteilt. Stünde die Entscheidung für eine KMT noch einmal an, so würden sich retrospektiv fast alle KMT-Patienten wiederum für die Transplantation entscheiden.

9.2 Psychosoziale Probleme von Knochenmarkspendern

Bislang ist nur eine einzige Arbeit zu psychosozialen Problemen von erwachsenen Knochenmarkspendern publiziert worden. Unter Einbeziehung eigener Erfahrungen kann resümiert werden, daß die Spende das Selbstwertgefühl des Spenders zumeist positiv beeinflußt und daß bei den meisten Personen psychosoziale Probleme mit der Knochenmarkspende nicht verknüpft sind. So wie die Spende manchmal psychosoziale Konfliktlösungen bewirken kann – etwa bei einer Spenderin, die sich für den Unfalltod eines Geschwisters in ihrer Kindheit verantwortlich fühlt und die Spende nun als eine Art

Wiedergutmachung erlebt –, so kann die Spende unter bestimmten Konstellationen auch psychische Konflikte aktualisieren. Wenn die Möglichkeit einer Auswahl von Spendern besteht, sollte dieser Aspekt berücksichtigt werden.

Wenn die Spender Kinder sind, so stehen psychologische Probleme stärker im Vordergrund. Die Markentnahme kann archaische Ängste, Todes- und Tötungsängste, Bestrafungs- und Vergiftungsphantasien usw. wecken. Solche Ängste können sich subtil entwickeln und zunächst nahezu unbemerkt bleiben. Kinder bedürfen deshalb einer routinemäßigen Betreuung durch psychotherapeutisch geschultes Fachpersonal, wenn sie zur Knochenmarkspende herangezogen werden.

9.3 Psychosoziale Probleme von Angehörigen

Die Angehörigen von Knochenmarktransplantations-Patienten sind in das Spannungsfeld der Behandlung involviert. Da viele Patienten ihren Wohnort in weiterer Distanz vom Transplantations-Zentrum haben, ist eine erste Folge der Knochenmarktransplantation ein Auseinanderreißen des Familienzusammenhangs. Die Übernahme von Funktionen und Rollen des Partners, Sorge für abhängige Familienmitglieder wie auch der zusätzliche Aufwand durch Krankenhausbesuche, häufig neben der ausgeübten Berufstätigkeit, stellen begleitende Belastungen dar, die vom Behandlungsverlauf zunächst ganz unabhängig sind. Nicht zu unterschätzen sind auch die finanziellen Kosten, die als mittelbare Folge der Knochenmarktransplantation die Familie belasten und nach unseren Recherchen mit etwa 3000 DM zu veranschlagen sind.

Die psychosozialen Probleme von Angehörigen erwachsener Knochenmarktransplantations-Patienten waren bisher noch nicht Gegenstand wissenschaftlicher Forschung. Von den Patienten werden die Familienmitglieder als Hauptquelle sozialer Unterstützung betrachtet, Freunde und andere Personen spielen während der Transplantationsperiode eine nachgeordnete Rolle. Die vom Patienten erlebte Belastung ist gerade dann besonders hoch, wenn er aus einem intakten Familienzusammenhang kommt. Die psychischen Belastungen der Angehörigen sind in ihrer Intensität, wie vorläufige Ergebnisse einer von uns begonnenen Studie zeigen, mit denen der Patienten vergleichbar. Allerdings scheinen von Angehörigen und Patienten unterschiedliche Zeitspannen und auch unterschiedliche Ereignisse als besonders belastend wahrgenommen zu werden. Die Angehörigen werden durch negative Stimmungen des Patienten, Stomatitisbedingte Kommunikationsprobleme und besonders Männer auch durch Veränderungen der äußeren Erscheinung bei ihren Frauen beeinträchtigt. Auch die physische Belastung der Angehörigen infolge vielfältiger Aufgaben, Nachtwachen oder Schlafproblemen darf nicht unterschätzt werden.

Die Eltern und Geschwister von Kindern, die knochenmarktransplantiert werden, bewerten die Spendersuche als das am stärksten belastende Ereignis der Wartezeit. Zum Zeitpunkt der Aufnahme zur Knochenmarktransplantation zeigen 70 % der Mütter und Väter depressive Symptome, im Behandlungsverlauf nehmen Erschöpfungssymptome und Schlafstörungen zu. Die Einschätzung der ehelichen Beziehung unterscheidet sich nicht von der von Eltern gesunder Kinder. Geschwister der Patienten entwickeln häufig Verhaltensprobleme.

Viele Familien haben nach der Entlassung des Patienten Probleme durch Wiedereingliederung in den Familienverband zu bewältigen. In Einzelfällen ergeben sich Spannungen durch drastische Forderungen von Partnern, bestimmte Eigenarten abzustellen und dadurch einen Neuanfang zu ermöglichen. Wiederanpassungsleistungen sind aber von allen Familien zu erbringen.

9.4 Psychosoziale Probleme des Behandlungsteams

Die Knochenmarktransplantation ist eine intensivmedizinische Maßnahme; daher sind auf den Knochenmarktransplantations-Stationen vergleichbare Phänomene wie in anderen intensivmedizinischen Bereichen feststellbar. So sind die Verarbeitung von emotionalen Belastungen und Rollenkonflikte im Behandlungsteam häufig genannte Stressoren des Pflegepersonals, die zu überstarkem Engagement, engen persönlichen Kontakten auch außerhalb der Dienstzeit und hoher Personalfluktuation führen. Psychosoziale Probleme von Ärzten sind prinzipiell vergleichbar, zusätzlich aber müssen konsequenzenreiche Entscheidungen verarbeitet werden. Da viele Patienten in gutem körperlichem Zustand zur Knochenmarktransplantation kommen, stehen Ärzte auf Knochenmarktransplantations-Stationen vermutlich stärker unter dem psychischen Druck, den Patienten auch «durchzubringen». Die Hoffnungen, die die Knochenmarktransplantation weckt, können auch in dieser Hinsicht nicht ohne Auswirkung bleiben.

9.5 Wenn Patienten sterben

Während der Transplantationsperiode entwickelt sich eine enge Beziehung zwischen dem Patienten und dem Behandlungsteam. Daher muß auch das Behandlungsteam Trauerarbeit leisten, wenn ein Patient stirbt. Jeder Patient fordert Engagement und emotionale Investitionen, für die die Genesung eine Gratifikation darstellt. Der Tod des Patienten macht diese Anstrengungen sinnlos und stellt die geleistete Arbeit in Frage.
Dieser Aspekt ist für die Angehörigen ebenfalls von Bedeutung, die zusätzlich ihre emotionalen Bindungen zum Verstorbenen umstrukturieren müssen. Die Enttäuschung, die zum Ausmaß der vorherigen Hoffnung korrespondiert, kann manchmal zu Vorwürfen gegenüber dem Behandlungsteam veranlassen. Nicht selten werden auch Äußerungen gemacht, die mit der Trauer um den Toten nicht vereinbar scheinen, etwa über die Zukunft mit einem neuen Partner. Solche Äußerungen stoßen auf Ablehnung und Zurückweisung durch die Umgebung, sind aber als momentaner Ausdruck von Verzweiflung, Wut über das Verlassensein und Enttäuschung zu verstehen; diese Gefühle sind Bestandteil jeder Trauerreaktion.
Wenn Kinder sterben, so brauchen die Familien häufig längere Zeit, um den Verlust zu bewältigen, als dies beim Tod von erwachsenen Angehörigen der Fall ist. Noch zwei Jahre nach dem Tod zeigen 50% der Eltern Trauerreaktionen, die als pathologisch eingestuft werden müssen; etwa 20% der Geschwister entwickeln in diesem Zeitraum manifeste Probleme im schulischen, psychischen oder sozialen Le-

bensbereich. Es besteht ein Zusammenhang zwischen der Gesamtdauer der Behandlung und der Persistenz der Symptome bei Eltern und Geschwistern des verstorbenen Kindes.

Die Patienten selbst haben in der Regel eine sehr realistische Einschätzung davon, ob sie eine eingetretene Komplikation überleben werden. Zumeist setzt dann ein Prozeß inneren Rückzugs ein, der es ermöglicht, gefaßt über Wünsche und bevorstehende Ereignisse zu reden. Die Personen des sozialen Umfelds, die alles daransetzen, den Tod zu verhindern, stehen dann in dem Dilemma, einerseits ihre Bemühungen fortzusetzen, andererseits den Patienten aber auch in seiner emotionalen Situation verstehen zu wollen.

So wie die Genesung und damit die Erfüllung der Hoffnungen von Patienten, Angehörigen und Behandlungsteam zur Realität der Knochenmarktransplantation gehören, so ist auch der Tod Bestandteil dieser Realität. Immer aber ist die Knochenmarktransplantation mit mehr oder weniger starken psychischen Belastungen verbunden, so daß die Patienten und die anderen Beteiligten der psychologischen Unterstützung bedürfen.

10. Nachsorge nach allogener Knochenmarktransplantation

Der Erfolg der allogenen Knochenmarktransplantation wird entscheidend von Komplikationen innerhalb der ersten 6–12 Monate nach Abschluß der stationären Behandlung beeinflußt. Die frühzeitige Erkennung und gezielte Behandlung dieser Komplikationen hat eine umfassende Patientenaufklärung und enge Kooperation zwischen allen an der Nachsorge Beteiligten als unabdingbare Voraussetzung. Innerhalb des ersten Jahres nach der Transplantation haben virale (vorwiegend durch Zytomegalo- und Varicella-Zoster-Virus), aber auch bakterielle, mykotische oder seltenere opportunistische Infektionen und chronische Transplantat-gegen-Wirt-Reaktionen eine überragende prognostische Bedeutung. Die adäquate Betreuung von Patienten mit chronischen Transplantat-gegen-Wirt-Reaktionen und der damit verbundenen Sekundärkomplikationen hängt wesentlich von ausreichenden therapeutischen Erfahrungen sowie Kenntnissen des komplexen immunbiologischen Problemkreises ab. Die Durchführung bzw. Koordination dieser Therapie wird daher grundsätzlich an ein entsprechendes Transplantations-Zentrum gebunden sein. Wichtig ist ferner eine regelmäßige Überwachung der potentiellen Nebenwirkungen einer Immunprophylaxe mit Ciclosporin, die von einigen Transplantations-Zentren über einen Zeitraum von 9 bis 12 Monaten durchgeführt wird. Späte Manifestationen einer interstitiellen Pneumonie können vorwiegend dann auftreten, wenn eine Ganzkörperbestrahlung Teil der Konditionierungsbehandlung war und aufgrund einer chronischen Transplantat-gegen-Wirt-Reaktion eine längerfristige intensive immunsuppressive Therapie erforderlich ist.

Da die ersten drei Monate nach der stationären Entlassung erfahrungsgemäß als besonders kritisch anzusehen sind, empfehlen wir während dieses Zeitraums eine ein- bis zweiwöchentliche ambulante Vorstellung in dem zuständigen Transplantations-Zentrum. Ziele dieser ambulanten Untersuchungen sind eine frühzeitige Erfassung und Prävention Therapie-assoziierter Nebenwirkungen und Infektkomplikationen, eine Überwachung der hämatopoetischen und immunologischen Rekonstitution sowie des therapeutischen Ansprechens bei Vorliegen von behandlungsbedürftigen Komplikationen. Die Intensität der weiteren Nachbetreuung wird wesentlich von dem Vorliegen oder der Entwicklung einer chronischen Transplantat-gegen-Wirt-Reaktion determiniert. Patienten ohne diese immunbiologische Komplikation bieten im allgemeinen keine besonderen klinischen Probleme, obgleich auch diese Patienten vereinzelt späte Infektionen entwickeln können.

Nach Abschluß der Immunprophylaxe halten wir bei asymptomatischen Patienten daher ambulante Vorstellungen in ein- bis dreimonatigen Intervallen innerhalb des ersten Jahres nach der Transplantation für ausreichend. Patienten mit behandlungsbedürftiger chronischer Transplantat-gegen-Wirt-Reaktion sollten hingegen in kurzen zeitlichen Abständen ambulant vorgestellt werden, wobei diese Intervalle vom therapeutischen Ansprechen und der Verträglichkeit der immunsuppressiven Therapie abhängen. Grundsätzlich sollten jedoch alle Patienten lebenslang in größeren zeitlichen Abständen in einem Transplantations-Zentrum nachbetreut werden, um Langzeitbeobachtungen zur Erfassung auch seltener später Nebenwirkungen dieser Therapieform zu gewährleisten.

Innerhalb der ersten drei Monate nach der Transplantation bzw. solange eine immunsuppressive Therapie erforderlich ist, empfehlen wir unseren Patienten folgende Verhaltens- und Therapiemaßnahmen:

– antimykotische Dekontamination des Gastrointestinaltraktes mit nichtresorbierbaren oralen Antimykotika;
– Prophylaxe einer Pneumocystis carinii Pneumonie und antibakterielle Dekontamination durch wöchentlich zweimalige Einnahme von Co-trimoxazol;
– regelmäßige Desinfektion der Mundschleimhaut und der Hände;
– regelmäßige Kontrollen der Körpertemperatur;
– Expositionsprophylaxe gegenüber exogenen Infektionen durch

  a. Vermeidung von Kontakten zu infizierten Personen, Menschenansammlungen (öffentliche Verkehrsmittel, Kaufhäuser, Lokale, Schwimmbäder usw.) und direkten körperlichen Kontakten (z. B. Händeschütteln, Umarmung usw.).
  b. Vorwiegende Benutzung sanitärer Einrichtungen, die aus-

schließlich dem Patienten zur Verfügung stehen und täglich desinfiziert werden.
c. Keine Haustiere (insbesondere keine Katzen oder Vögel).
d. Regelmäßige Flächendesinfektion im Wohnbereich, Entfernung von Topfpflanzen aus der unmittelbaren Umgebung.
e. Ernährungshygiene (frisch zubereitete Speisen, kein ungeschältes Obst, keine Salate, keine Rohkost), ausgewogene Ernährung.

Neben diesen Empfehlungen sind alle Patienten gehalten, bei Störungen der Befindlichkeit oder Infektsymptomen unmittelbar Kontakt mit dem betreuenden Zentrum zur Abstimmung evtl. erforderlicher diagnostischer oder therapeutischer Interventionen aufzunehmen. Innerhalb der ersten zwei Jahre nach der Transplantation muß eine UV-Bestrahlung der Haut unbedingt vermieden werden, da hierdurch eine Aktivierung alloreaktiver Zellen mit der Folge der Entstehung einer Transplantat-gegen-Wirt-Reaktion ausgelöst werden kann. Die lichtexponierten Hautareale müssen daher vor Sonneneinstrahlung durch Cremes mit hohem Lichtschutzfaktor geschützt werden. Grundsätzlich ist allen Patienten die regelmäßige Benutzung fetthaltiger Hautcremes zu empfehlen. Wichtig ist ferner eine intensive regelmäßige Pflege und Reinigung der Zähne und Zahnzwischenräume.

Bei allen weiblichen Patienten, die mit einer Ganzkörperbestrahlung behandelt wurden, ist eine lebenslange Hormonsubstitution zur Prophylaxe von Sekundärfolgen der obligaten endokrinen Ovarialinsuffizienz notwendig.

Sollte eine Blutzellsubstitution erforderlich werden, müssen alle Blutprodukte mit mindestens 15 Gy bestrahlt werden, um einer transfusionsinduzierten akuten Transplantat-gegen-Wirt-Reaktion vorzubeugen.

Bei Patienten mit behandlungsbedürftiger chronischer Transplantat-gegen-Wirt-Reaktion sollten die o. g. Maßnahmen bis zum Abschluß der immunsuppressiven Therapie und zur völligen Kontrolle der Krankheitssymptome fortgeführt werden. Weitere empfehlenswerte therapeutische Maßnahmen bei Patienten mit chronischer Transplantat-gegen-Wirt-Reaktion umfassen:
– Antibiotische Langzeitprophylaxe mit Penicillin-Präparaten.

- Künstlicher Tränenersatz bei okulärem Sicca-Syndrom.
- Immunglobulinsubstitution bei nachgewiesenem Antikörper-Mangel.
- Krankengymnastische Maßnahmen zur Vorbeugung von Gelenk-Kontrakturen und Inaktivitätsatrophien.

Der Wert einer passiven Immunisierung mit Hyperimmunglobulinen gegen Zytomegalo-Virus ist nicht gesichert und kann nicht generell empfohlen werden. Hingegen scheint eine Primärinfektion mit Varicella-Zoster-Virus durch ein Hyperimmunglobulin wirkungsvoll unterdrückt werden zu können, wenn die Gabe innerhalb von 48 h nach der Virus-Exposition erfolgt. Eine Zoster- oder Windpocken-Erkrankung kann durch eine unmittelbar einzuleitende systemische Aciclovir-Therapie effektiv behandelt werden, und früher lebensbedrohliche disseminierte Erkrankungen oder schwere Organmanifestationen sind unter dieser Therapie selten geworden. Eine Immunisation mit attenuierter Lebendvakzine ist nach gegenwärtiger Auffassung wegen der Gefahr einer Impferkrankung bei Patienten nach Knochenmarktransplantation obsolet. Eine Totvakzination ist während des ersten Jahres nach der Transplantation und solange eine immunsuppressive Therapie durchgeführt wird, wegen der eingeschränkten Immunreaktivität wenig erfolgsversprechend. Insbesondere Patienten mit chronischer Transplantat-gegen-Wirt-Reaktion, die am ehesten von einer Vakzination profitieren könnten, sind aufgrund ausgeprägter Störungen der spezifischen zellulären Immunität am wenigsten für eine aktive Immunisation geeignet.

Der Großteil der Patienten ist nach Ablauf des ersten Jahres nach der Transplantation in der Lage, ein weitgehend normales Leben zu führen, so daß eine Wiedereingliederung in Ausbildung oder Berufstätigkeit angestrebt werden kann. Im Einzelfall kann jedoch in Abhängigkeit von der Art und körperlichen Belastung des Berufes eine Einschränkung der Erwerbsfähigkeit oder Erwerbsunfähigkeit infolge anhaltender gesundheitlicher Störungen resultieren. Auch bei Patienten mit behandlungsbedürftiger chronischer Transplantat-gegen-Wirt-Reaktion ist bei Vorliegen entsprechender hygienischer Voraussetzungen am Arbeitsplatz eine berufliche Tätigkeit nicht ausgeschlossen, obgleich man bei diesen Patienten überwiegend von Arbeits- bzw. befristeter Erwerbsunfähigkeit ausgehen wird. Da die allogene Knochenmarktransplantation mit der Aussicht auf eine definitive Heilung ohne weitere Behandlungsbedürftigkeit verbunden ist, leistet die Reintegration in die Berufstätigkeit nach unserer Erfahrung bei vielen Patienten einen wesentlichen Beitrag zur Überwindung des Krankheitsbewußtseins.

10.1 Kontrolluntersuchungen im Rahmen der ambulanten Nachsorge

1. Hämatologie und Immunologie:

Hämogramm, Differentialblutbild, Retikulozytenzählung, Knochenmark-Zytologie und -Histologie, Chromosomenanalyse, Chimärismus-Marker (Blutgruppenserologie, Enzym-Polymorphismen, HLA-Antigene oder andere informative Marker), Immunphänotypisierung der Leukozyten, Immunreaktivität (Lymphozyten-Transformations-Test bei Antigen- und Mitogen-Stimulation), Immun-Elektrophorese, quantitative Immunglobulin-Bestimmung.

2. Klinische Chemie:

Leber- und Nierenfunktions-Parameter, Serum-Elektrolyte (einschließlich Magnesium-Serumkonzentration bei Ciclosporin-Behandlung), Haptoglobin, Serumeiweiß-Elektrophorese, Ciclosporin-Blutspiegel, Vitamin-B_{12}- und Folsäure-Bestimmung, FSH, LH, TSH, periphere Östrogen- bzw. Testosteron-Konzentrationen (bei Kindern zusätzlich GH).

3. Infektiologie:

Bakteriologische, mykologische und virologische Überwachungs-Kulturen. Pilz- und Virusserologie.

4. Weitere Untersuchungen:

Röntgen-Aufnahme des Thorax, Lungenfunktions-Analyse, EKG, Oberbauch-Sonographie.

11. Autologe Knochenmarktransplantation

Die erste Mitteilung über die Retransfusion gelagerter patienteneigener Knochenmarkzellen (autologe Knochenmarktransplantation) reicht in das Jahr 1959 zurück. Der damalige Ansatz der autologen Transplantation bei Patienten im terminalen Stadium akuter lymphatischer Leukämien, die mit einer Ganzkörperbestrahlung behandelt wurden, stieß jedoch zunächst nur auf geringes Interesse. Die Entwicklungen im Bereich der allogenen und syngenen Transplantation seit Mitte der 70er Jahre stimulierten weltweit eine große Zahl von Arbeitsgruppen, das Konzept der autologen Transplantation bei malignen hämatologischen Systemerkrankungen und soliden Tumoren wiederaufzunehmen und weiterzuentwickeln. Die Zahl der Patienten, die mit hochdosierter Radio-Chemotherapie und autologer Transplantation weltweit jährlich behandelt werden, liegt gegenwärtig bei ca. 1 200–1 500 und zeigt eine rasant ansteigende Tendenz. Die Gesamtzahl autologer Transplantationen dürfte Ende 1987 5 000 überschritten haben.

Das Prinzip der autologen Transplantation beruht auf der Ausnutzung des Phänomens, daß die Dosis-Wirkungsbeziehung der zytotoxischen Therapie bei vielen Radio-Chemotherapie-sensiblen Tumorerkrankungen einen steilen Verlauf aufweist, eine Dosiseskalation jedoch durch die Knochenmarktoxizität der meisten zytotoxischen Substanzen limitiert wird. Eine potentiell irreversible therapiebedingte Knochenmarkschädigung kann durch die Entnahme und Kryokonservierung von patienteneigenen Knochenmarkstammzellen vor einer hochdosierten zytotoxischen Therapie umgangen werden, da die Retransfusion dieser Zellen im Anschluß an eine solche Therapie zu einer vollständigen Restitution der Knochenmarkfunktion führt. Sowohl tierexperimentelle als auch humane Daten belegen, daß die durch die autologe Transplantation ermöglichte Dosiseskalation der zytotoxischen Therapie aufgrund der steil verlaufenden Dosis-Wirkungsbeziehung eine substantiell stärkere Tumorzellabtötung im Vergleich zu konventioneller Chemotherapie bewirken kann. Ferner können auf die durch die autologe Transplantation ermöglichte Hochdosis-Therapie auch noch Tumorerkrankungen ansprechen, die gegenüber konventionellen Dosen gleicher zytotoxischer Substanzen resistent sind. Man schätzt aufgrund präliminärer Ergebnisse von Phase I/II-Studien, daß die maximal tolerablen Dosen vieler zytotoxischer Substanzen bei Umgehung ihrer dosislimitierenden Knochenmarktoxizität um das 1,5–3-fache höher liegen als bei konventioneller Dosierung.

Grundsätzlich sollten für diese Therapieform ausschließlich Tumorerkrankungen ausgewählt werden, die folgende Bedingungen erfüllen:
– Der Tumor sollte auf zytotoxische Substanzen oder Bestrahlung dosisabhängig ansprechen.
– Eine Knochenmarkinfiltration durch den Tumor sollte nicht oder nach erfolgreicher Primärtherapie lediglich in okkulter Form bestehen.

Tumor-Entitäten, die diese Bedingungen im wesentlichen erfüllen, sind akute Leukämien im Stadium der Vollremission, ein Teil der Non-Hodgkin-Lymphome von intermediärem oder hohem Malignitätsgrad, Neuroblastome, Mammakarzinome, Ovarial- bzw. Hodenkarzinome und kleinzellige Bronchialkarzinome. Darüber hinaus deuten die bisherigen Erfahrungen darauf hin, daß ein anhaltendes Ansprechen auf die Hochdosistherapie vorwiegend bei frühzeitiger Durchführung im Krankheitsverlauf und bei geringer Tumormasse zu erwarten ist. Hieraus ergibt sich, daß die autologe Transplantation im Anschluß an die Primärtherapie vorwiegend als konsolidierende Therapiemaßnahme oder als Therapie eines respondierenden Tumorrezidivs eingesetzt werden sollte.

Trotz der großen Zahl autologer Transplantationen, die weltweit durchgeführt wurden, ergibt sich beim gegenwärtigen Stand für keine der genannten Entitäten eine gesicherte Indikation für die Hochdosistherapie und autologe Transplantation. Vergleichende Studien, die die höhere antineoplastische Effektivität dieser aggressiven Therapiemaßnahme in definierten Krankheitsstadien gegenüber etablierten konventionellen Therapiestrategien prüfen, sind zur Etablierung ihres Stellenwertes in der Tumortherapie dringend erforderlich und werden zunehmend durchgeführt.

Die Konditionierungsbehandlung zielt bei leukämischen Erkrankungen auf eine irreversible Abtötung der klonogenen leukämischen

Zellen im Knochenmark ab und ist aufgrund ihrer geringen oder fehlenden selektiven Toxizität zwangsläufig mit einer Abtötung physiologischer, hämatopoetischer Stammzellen verbunden. Bei primär lokalisierten oder disseminierten Tumorerkrankungen, die nicht mit einer Knochenmarkinfiltration einhergehen, ist eine Knochenmarkschädigung, die eine autologe Transplantation notwendig macht, nur dann in Kauf zu nehmen, wenn daraus ein meßbarer therapeutischer Nutzen im Vergleich zu konventioneller Radio-Chemotherapie resultiert. Selbst wenn aufgrund einer höheren antineoplastischen Effektivität der Konditionierungsbehandlung eine Verminderung des Rezidivrisikos erreicht werden kann, muß dieser therapeutische Gewinn gegenüber der nicht-hämatopoetischen Toxizität der Hochdosis-Protokolle abgewogen werden.

Die Notwendigkeit zur Retransfusion konservierter hämatopoetischer Stammzellen ist für «supraletale» Konditionierungsprotokolle, die entsprechend dem Vorgehen bei der allogenen oder syngenen Transplantation eine Ganzkörperbestrahlung einschließen, hinreichend gesichert. Für den größten Teil der in Verbindung mit autologen Transplantationen eingesetzten experimentellen Hochdosis-Chemotherapie-Protokolle liegen jedoch keine vergleichenden Untersuchungen vor, die den therapeutischen Nutzen der Stammzell-Retransfusion im Sinne der Verkürzung der Phase der Myelosuppression und Panzytopenie belegen. Im allgemeinen wird man aber aufgrund der mit diesen Protokollen verbundenen erheblichen Knochenmarktoxizität davon ausgehen können, daß die autologe Transplantation eine effektive supportive Therapiemaßnahme darstellt. Stets muß jedoch berücksichtigt werden, daß die zytotoxische Primärtherapie und insbesondere die aplasiogenen Induktionstherapien leukämischer Erkrankungen zu einer quantitativen Reduktion und verminderten proliferativen Kapazität des Stammzell-Pools führen können. Darüber hinaus ist eine Schädigung ortsständiger akzessorischer Zellen der Knochenmarkmatrix, die für das Anwachsen der retransfundierten Stammzellen bedeutsam sein können, durch die zytotoxische Therapie in Betracht zu ziehen. Grundsätzlich sollte im Zusammenhang mit der Planung dieser experimentellen Therapiemaßnahme, die mit einer hohen potentiellen Morbidität und Mortalität sowie erheblichen Therapiekosten belastet ist, die proliferative

Kapazität des Knochenmarks in Stammzell-Kulturen geprüft werden.
Prinzipiell zeichnet sich die autologe Transplantation im Vergleich zur allogenen Transplantation durch einige Vorteile aus:
- Eine breitere Anwendbarkeit aufgrund fehlender Einschränkung der Anwendung durch die Verfügbarkeit eines histokompatiblen Knochenmarkspenders.
- Fehlende immunologische Komplikationen durch Transplantatabstoßung und Transplantat-gegen-Wirt-Reaktion und damit geringere Therapie-assoziierte Morbidität und Mortalität.
- Eine größere Tolerabilität in höherem Lebensalter.

Diesen Vorteilen stehen insbesondere bei leukämischen Erkrankungen und einigen lymphatischen Neoplasien die Nachteile einer potentiellen Reinokulation klonogener Tumorzellen mit dem Transplantat und das Fehlen einer immunologischen antileukämischen Komponente im Sinne des «graft-versus-leukemia»-Effektes gegenüber. Man schätzt, daß bei Leukämien und bestimmten Lymphomen erst eine Tumorzellzahl oberhalb von 10^8 Zellen im Knochenmark durch konventionelle Techniken erkennbar ist, d. h. daß im Remissionsstadium eine Kontamination des Knochenmarkes mit ca. 10^8 okkulten neoplastischen Zellen vorliegen kann. Auch andere gegenwärtig zur Verfügung stehende Testsysteme sind nicht empfindlich genug, um eine derart geringe Kontamination des Knochenmarks mit Leukämiezellen nachzuweisen. Der Anteil klonogener neoplastischer Zellen (ca. 5% der Gesamtzahl residueller neoplastischer Zellen), der nach der Markentnahme (1–2% aller Knochenmarkzellen), dem Einfrieren und Auftauen (Zellverlust ca. 50%) im Transplantat verbleibt, liegt somit ungünstigenfalls in der Größenordnung von $2,5–5 \times 10^4$ Zellen. Die Bedeutung dieser residuellen klonogenen neoplastischen Zellen im autologen Transplantat kann nur schwer abgeschätzt werden, da ein Wiederauftreten der malignen Erkrankung sowohl durch eine nicht ausreichende Effektivität der Konditionierungsbehandlung als auch durch die Kontamination der retransfundierten Markzellen mit klonogenen Tumorzellen bedingt sein kann.

Dem Problem der okkulten Kontamination des Transplantates versuchen zahlreiche Arbeitsgruppen durch Techniken zur «selektiven»

Elimination von Tumorzellen (sog. Tumorzell-Purging) aus dem Transplantat zu begegnen. Theoretische Voraussetzung für die Selektivität solcher Techniken ist eine Abgrenzbarkeit der neoplastischen Zellen von hämatopoetischen Stammzellen aufgrund differenter Antigen-Strukturen der Zellmembran oder einer unterschiedlichen Sensitivität gegenüber einer zytotoxischen pharmakologischen Behandlung. Bei nicht-hämatologischen Neoplasien kann mit Hilfe monoklonaler Antikörper, die gegen Tumor-«spezifische» Antigene gerichtet sind, eine selektive Verminderung neoplastischer Zellen erreicht werden. Auch bei lymphatischen Tumoren, die aufgrund der Prädominanz bestimmter Differenzierungs-Antigene abgrenzbar sind, gelingt durch monoklonale Antikörper eine weitgehende Elimination der neoplastischen Population. Bei akuten myeloischen Leukämien besteht hingegen eine weitgehende phänotypische Übereinstimmung zwischen klonogenen Leukämie- und physiologischen Progenitorzellen, die eine selektive Elimination mit Hilfe gegen myeloische Differenzierungs-Antigene gerichteter monoklonaler Antikörper ausschließt. Alternativ wird bei akuten myeloischen Leukämien versucht, eine Abtötung residueller Leukämiezellen durch eine In-vitro-Inkubation mit zytotoxischen Substanzen zu erreichen.

In Abhängigkeit von den Testsystemen wurden experimentell mehr oder weniger ausgeprägte Empfindlichkeitsunterschiede zwischen klonogenen Tumorzellen und normalen Knochenmarkstammzellen gefunden. Erst prospektive kontrollierte klinische Studien werden zeigen, ob diese graduellen Unterschiede letztlich zu einer signifikanten Reduktion der Rückfallhäufigkeit oder zu einem Überlebensvorteil führen. Dem potentiellen Nutzen des Purging steht das Risiko einer durch Stammzellschädigung verzögerten hämatologischen Rekonstitution gegenüber.

Allein die in vitro aktiven Oxazaphosphorin-Derivate 4-Hydroperoxy-Cyclophosphamid und Mafosfamid sind bisher in nennenswertem Umfang klinisch eingesetzt worden, die Studien waren jedoch nicht-kontrolliert. Die European Bone Marrow Transplantation Study Group (EBMT) erfaßt Studienergebnisse aus europäischen Transplantations-Zentren. Eine Auswertung (Stand 3/1989) bzgl. eines möglichen Purging-Effektes bei akuten Leukämien hat Hinweise auf verlängerte krankheitsfreie Überlebenszeiten nach Mafosfamid-

Purging im Vergleich zu Nicht-Purging bzw. Purging mit monoklonalen Antikörpern ergeben. Aufgrund von limitierten Patientenzahlen für Subindikationen und zwischen den Zentren nicht standardisiertem Purging- und Transplantationsprozedere ist eine abschließende Bewertung dieser positiven Befunde nicht möglich, sie stellen jedoch die Basis für derzeit anlaufende randomisiert-kontrollierte Studien dar. Bis zu deren Abschluß muß das Purging mit aktivierten Oxazaphosphorinen als experimentelle, klinischen Studien vorbehaltene Therapiemodalität angesehen werden.

Zwei neuere faszinierende experimentelle Ansätze zur Gewinnung Tumor-freier hämatopoetischer Stammzellen, die zur vollständigen Rekonstitution der Hämatopoese befähigt sind, werden gegenwärtig klinisch erprobt: Durch Zytapherese mit Hilfe von Zellseparatoren gelingt es, zirkulierende Stammzellen anzureichern, die in der frühen Phase der hämatopoetischen Rekonstitution nach einer Chemotherapie vermehrt im peripheren Blut auftreten. Die autologe Transplantation dieser peripheren Stammzellen kann jedoch gelegentlich mit einer unvollständigen Wiederherstellung der Knochenmarkfunktion verbunden sein. Ein theoretischer Einwand gegen diesen Ansatz besteht in der ungeklärten Frage, inwieweit auch zirkulierende klonogene Leukämiezellen bei diesem Vorgehen mitgewonnen werden.

Der zweite Ansatz beruht auf der Beobachtung, daß Leukämiezellen unter bestimmten Wachstumsbedingungen in Langzeit-Knochenmarkkulturen einen Wachstumsnachteil gegenüber physiologischen hämatopoetischen Progenitorzellen aufweisen. Somit ergibt sich die Möglichkeit, Knochenmarkzellen solange unter geeigneten Kulturbedingungen wachsen zu lassen, bis die leukämische Population abgestorben ist. Die verbleibenden Zellen könnten dann zur Eigenmark-Transplantation verwandt werden.

Selbst im Falle einer vollständigen Effektivität dieser Techniken wird bei dem zu erwartenden marginalen Einfluß auf die Rezidivhäufigkeit der Nachweis der Wirksamkeit nur in prospektiven vergleichenden Studien mit unrealistisch hohen Zahlen von Patienten zu führen sein, die zudem völlig identisch vorbehandelt und konditioniert sein müßten. Zieht man die Rezidivhäufigkeit bei Patienten mit akuten Leukämien nach syngener Transplantation als Modell für ein Tumorzell-freies Eigenmark vergleichsweise heran, wird deutlich, daß das

Problem des leukämischen Rezidives nach autologer Transplantation ganz vorwiegend in einer nicht ausreichenden antileukämischen Wirksamkeit der myeloablativen Hochdosis-Therapie begründet ist.

11.1 Technik der autologen Transplantation

Die Technik der Markentnahme entspricht dem bei der allogenen Knochenmarktransplantation beschriebenen Vorgehen. Die minimale effiziente Zellzahl, die zur Rekonstitution der Hämatopoese nach autologer Transplantation erforderlich ist, dürfte unter Berücksichtigung tierexperimenteller Daten um den Faktor 10 niedriger als bei der allogenen Transplantation liegen. Die Anwendung der autologen Transplantation setzt eine effektive Kältekonservierung der hämatopoetischen Stammzellen zur Überbrückung des Zeitraumes, den die Konditionierungsbehandlung in Anspruch nimmt, voraus. Grundsätzlich wird man trotz der geringeren benötigten Zellmenge versuchen, eine Gesamtzahl von $2-4 \times 10^8$ Zellen/kg Körpergewicht des Patienten zu entnehmen, da man durch Zellseparationsvorgänge und im Zusammenhang mit der Kryokonservierung einen gewissen Zellverlust zu erwarten hat. In Hinblick auf die Knochenmarktoxizität der Vorbehandlung ist zur Abschätzung der proliferativen Kapazität des Markes eine Bestimmung des Gehaltes an hämatopoetischen Progenitorzellen durch Zellkultur-Assays obligater Bestandteil der vor einer autologen Transplantation erforderlichen Untersuchungen. Darüber hinaus dient die Bestimmung der Gesamtmenge der Progenitorzellen vor dem Einfrieren und nach dem Auftauen der Effektivitäts-Kontrolle der Kryokonservierung. Wichtige Gesichtspunkte, die bei dem Einfriervorgang, der Lagerung und dem Auftauen der Markzellsuspension beachtet werden müssen, sind in Tabelle 13 zusammengefaßt. Als intrazelluläre kryoprotektive Substanz wird vorwiegend 10% Dimethylsulfoxid (DMSO) verwandt. Da durch DMSO zwar Knochenmarkstammzellen, nicht jedoch Granulozyten kryokonserviert werden können, führt eine Granulozyten-Kontamination der Markzellsuspension beim Auftauvorgang zur Lyse dieser Zellen mit daraus resultierender Freisetzung von Nukleoproteinen und lysosomalen Enzymen, die eine Zellverklumpung und Gelbil-

Tabelle 13. Effektive Kryokonservierung menschlicher Knochenmarkzellen

Einfriervorgang
  Zellkonzentration 20–40 × 10^6/ml
  Kryoprotektive Substanz (z. B. DMSO)
  Konstante langsame Kühlrate (1–3 °C/min) vor und nach der Transitions-Phase
  Einfrierbeutel aus Polyolefin oder Teflon-Capton
  Kompression der Beutel zwischen Aluminium-Platten, um homogenes Einfrieren zu gewährleisten

Lagerung
  Bei niedrigster konstanter Temperatur (−196 °C) mit permanenter Temperaturkontrolle, um akzidentelle Erwärmung zu erfassen

Auftauen
  Sehr schnelles Auftauen zur Vermeidung der Rekristallisation
  Schrittweise Verdünnung der Zellsuspension
  alternativ bei hoher Zellzahl direkte Infusion der Zellsuspension (innerhalb von 15 min) über zentralen Venenkatheter

dung verursachen können. Zur Vermeidung dieses Problems erfolgt im allgemeinen eine Einengung der Markzellsuspension mit Hilfe unterschiedlicher Zellseparations-Verfahren, die eine Anreicherung der Stammzellen unter weitgehender Elimination der Granulozyten ermöglichen. Zum Einfrieren des Transplantates finden heute ganz überwiegend Gefrierautomaten Verwendung, die programmgesteuert definierte Kühlraten gewährleisten. Ein besonders kritischer Punkt des Einfriervorgangs ist die Phase der Freisetzung der Kristallisationswärme (Transitionsphase) (Abb. 14), da eine Wiedererwärmung zu einem Vitalitätsverlust der Zellen aufgrund mechanischer und toxischer Schädigungen führen kann. Durch eine höhere Kühlrate zu Beginn der Freisetzung der Kristallisationswärme («over-cooling») kann ein Temperaturanstieg verhindert und die Transitionsphase kurz gehalten werden. Die Lagerung des tiefgefrorenen Transplantates erfolgt in der flüssigen Phase von Stickstoff bei einer konstanten Temperatur von − 196 °C. Der Auftauvorgang muß zur Vermeidung der Rekristallisation möglichst kurz gehalten werden, was durch Einbringen der Einfrierbeutel in ein auf 40 °C erwärmtes Was-

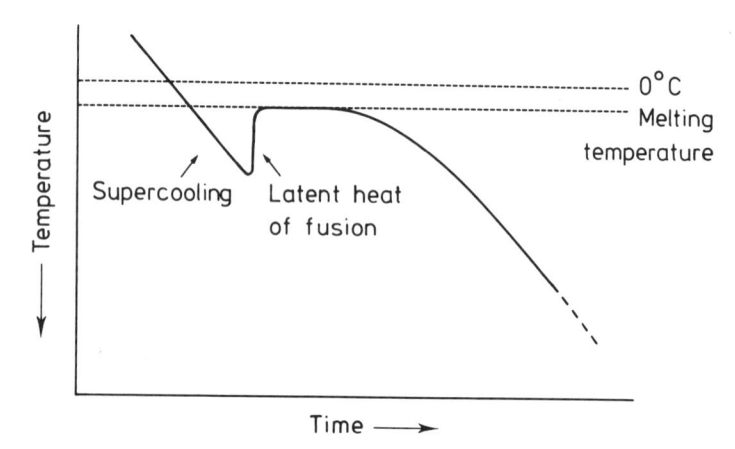

Abb. 14. Charakteristische Temperaturkurve bei Kryokonservierung von Knochenmarkzellen.

serbad erreicht wird. Obwohl DMSO nach entsprechender Prämedikation relativ nebenwirkungsarm mitinfundiert werden kann, kann durch Auswaschen der Substanz über schrittweise Verdünnungsstufen eine größere osmotische Stabilität der Zellsuspension erreicht werden, und die direkten zytotoxischen Effekte von DMSO werden vermindert.
Der beste Zeitpunkt für die Entnahme und Lagerung des Markes liegt bei leukämischen Erkrankungen möglichst früh nach Erreichen der Vollremission, wenn eine größtmögliche Zytoreduktion der leukämischen Population besteht und die hämatopoetischen Stammzellen nicht durch die kumulative Toxizität einer prolongierten Chemotherapie funktionell oder quantitativ eingeschränkt sind. Eine frühzeitige Markentnahme ermöglicht darüber hinaus, daß auch Patienten mit prognostischen Faktoren, die auf eine kurze Remissionsdauer hindeuten, grundsätzlich in der 1. Vollremission mit einer Hochdosis-Therapie und autologer Transplantation als intensivierter Konsolidierungsmaßnahme behandelt werden können. Bei Lymphomen oder soliden Tumoren wird das Mark in der Regel bei Auftreten

eines nicht mit einer manifesten Knochenmarkinfiltration einhergehenden lokalisierten oder disseminierten Tumorrezidivs entnommen werden, falls die Hochdosis-Therapie nicht von vorneherein Bestandteil einer konsolidierenden Therapiemaßnahme im Rahmen der Primärtherapie ist. Eine Bestrahlung der Beckenregion könnte gegebenenfalls eine Markentnahme zu einem vorgezogenen Zeitpunkt erforderlich machen, da das Transplantationspotential des Markes durch die Bestrahlung gravierend eingeschränkt werden kann.

11.2 Erste klinische Resultate der autologen Transplantation

Die Darstellung und Interpretation der inzwischen umfangreichen Literatur über klinische Resultate dieses experimentellen Therapieansatzes wird durch eine ausgeprägte Heterogenität von Primärtherapien, Hochdosistherapie-Protokollen und Definitionen der Krankheitsstadien erschwert. Hinzu kommt, daß ein Großteil der klinischen Studien durch relativ kleine Patientenzahlen und kurze Beobachtungszeiten gekennzeichnet ist und die Kriterien der Patienten-Selektion für diese Therapiemodalität nicht selten unklar bleiben. Die umfangreichsten Analysen beziehen sich auf Patienten mit hämatologischen Neoplasien, die daher kursorisch dargestellt werden sollen:

Für Patienten mit AML, bei denen die autologe Transplantation als intensivierte Konsolidierungstherapie in der 1. Vollremission durchgeführt wird, beträgt die krankheitsfreie Überlebenswahrscheinlichkeit in einer umfangreicheren Statistik der EBMTG ca. 40% nach 5 Jahren. Bei etwa der Hälfte der in der 1. Vollremission transplantierten Patienten muß mit leukämischen Rezidiven gerechnet werden. Bei Durchführung der autologen Transplantation innerhalb der ersten 3 Monate nach dem Remissionseintritt ist die krankheitsfreie Überlebenswahrscheinlichkeit signifikant ungünstiger als in jedem späteren Zeitraum. Diese Beobachtung unterstützt die naheliegende Vermutung, daß ein Hinauszögern des Transplantationszeitpunktes zu einer positiven Selektion von Patienten mit geringerem Rezidivrisiko führt, wenn man berücksichtigt, daß die Rezidivwahrscheinlichkeit mit zunehmender Remissionsdauer abnimmt.

Bei Durchführung der autologen Transplantation in der 2. Vollremission der AML werden in dieser Analyse krankheitsfreie Überlebenswahrscheinlichkeiten von ca. 25% bei allerdings noch kurzen Beobachtungszeiten beschrieben. Unter konventioneller Chemotherapie ist die Dauer der 2. Vollremission nur bei 10%–15% der Patienten länger als die der 1. Vollremission. Als Hinweis für die Effektivität der autologen Transplantation als konsolidierender Therapie der 2. Vollremission könnte somit der prozentuale Anteil der Patienten herangezogen werden, bei denen die Dauer der 2. Vollremission nach autologer Transplantation die der 1. Vollremission übersteigt («Remissions-Inversion»). Leider wurden in der zitierten Analyse hierzu keine Angaben gemacht, so daß eine Abschätzung des Effektes einer Patienten-Selektion nicht möglich ist. Bei Patienten im Rezidiv der AML kann durch die Transplantation von Mark, das in der Vollremission entnommen wurde, nur ein vorübergehendes Therapieansprechen mit kurzfristigen Remissionen erreicht werden, so daß dieser Ansatz von allen Gruppen verlassen wurde. Für Subgruppen von Patienten wurden in Abhängigkeit von bestimmten prognostischen Faktoren (FAB-Klassifikation, Konditionierungsbehandlung, «Hochrisiko»-Faktoren: Leukozytose $> 100 \times 10^9$/l, Translokation t(9;22), zentralnervöse Manifestationen, akute Leukämie als Zweitneoplasie) deutlich ungünstigere Resultate beschrieben.

In der 1. Vollremission der ALL beträgt die krankheitsfreie Überlebenswahrscheinlichkeit für Patienten ohne Hochrisiko-Faktoren gemäß obiger Definition ca. 40% nach 5 Jahren und ist signifikant besser als die für Patienten mit einem oder mehreren dieser prognostisch ungünstigen Faktoren, von denen lediglich 18% nach 4 Jahren krankheitsfrei überleben. Die autologe Transplantation in der 2. Vollremission der akuten lymphatischen Leukämie führt bei Patienten ohne Hochrisiko-Faktoren zu einer krankheitsfreien Überlebenswahrscheinlichkeit von ca. 30% und ist für Hochrisiko-Patienten mit ca. 10% wiederum signifikant ungünstiger. Im Kindesalter sind die Resultate der autologen Transplantation entsprechend der Situation bei der konventionellen Chemotherapie der ALL unabhängig vom Krankheitsstadium und von prognostischen Faktoren deutlich besser.

Eine Indikation für die autologe Transplantation als intensivierter

Konsolidierungstherapie könnte beim gegenwärtigen Stand insbesondere bei akuten myeloischen Leukämien in der 1. Vollremission bestehen. Der Stellenwert dieser Therapieform bei ALL sollte für Leukämien mit Hochrisiko-Faktoren in der 1. Vollremission und bei allen Patienten mit akuten Leukämien in der 2. Vollremission gegenüber konventionellen Chemotherapie-Protokollen geprüft werden. Neben akuten Leukämien stellen gegenwärtig *Non-Hodgkin-Lymphome* die häufigste experimentelle Indikation der autologen Transplantation dar. Für diese Therapiemodalität bieten sich in erster Linie Lymphome von intermediärem oder hohem Malignitätsgrad in den Ausbreitungsstadien III–IV (Ann-Arbor-Klassifikation) an, die unter konventioneller Radio-Chemotherapie nur eine partielle Remission erreichen bzw. nach Abschluß der konventionellen Therapie rezidivieren, jedoch auf «salvage»-Therapie-Protokolle noch ansprechen. Weitere mögliche Indikationen sind Erstremissionen bei Vorliegen von Faktoren, die unter konventioneller Therapie mit einer ungünstigen Prognose assoziiert sind (z. B. Allgemeinsymptome, «bulky disease», insbesondere bei intraabdominaler, mediastinaler und zerebraler Beteiligung, sekundär hochmaligne Lymphome, erniedrigte Hämoglobin- und erhöhte LDH-Konzentrationen bei Diagnosestellung) und Zweitremissionen im Sinne einer intensivierten Konsolidierungs-Therapie. In einer neueren Analyse von 100 Patienten mit Non-Hodgkin-Lymphomen (ohne Burkitt-Lymphome) von intermediärem bzw. hohem Malignitätsgrad in fortgeschrittenen Krankheitsstadien werden für Patienten mit nicht resistenten Rezidiven (d. h. mit erneutem Ansprechen auf ein «salvage»-Therapie-Protokoll) nach Hochdosis-Therapie und autologer Transplantation krankheitsfreie Überlebenswahrscheinlichkeiten von ca. 35% nach drei Jahren angegeben, während Patienten mit primärer Therapie-Resistenz nie und solche mit refraktärem Rezidiv nur in Ausnahmefällen anhaltend krankheitsfrei bleiben. Bei ca. 75% der Patienten, die nach der Transplantation keine anhaltende Vollremission aufweisen, tritt die Tumorprogression im Bereich der Primärmanifestationen auf.
In einer retrospektiven multivarianten Analyse der EBMT, die über 500 Patienten mit Non-Hodgkin-Lymphomen einschließt, haben das Krankheitsstadium, das Patientenalter und eine lokale Bestrahlung

der Lymphom-Manifestation nach der autologen Transplantation bei Patienten mit partieller Remission einen signifikanten Einfluß auf die krankheitsfreie Überlebenswahrscheinlichkeit. Die Form der Hochdosis-Therapie (Radio-Chemo- versus Chemotherapie) oder eine vorausgegangene Knochenmarkinfiltration zeigen hingegen in dieser Analyse keinen Einfluß auf das Rezidivrisiko nach autologer Transplantation. Die günstigsten Resultate werden für Patienten in der 1. Vollremission mit einer krankheitsfreien Überlebenswahrscheinlichkeit von ca. 65% beschrieben. Im respondierenden Rezidiv und in der 2. Vollremission überleben ca. 40% der Patienten länger als zwei Jahre krankheitsfrei. Bei Resistenz gegenüber konventioneller Therapie kann auch in dieser Analyse nur ganz vereinzelt krankheitsfreies Langzeitüberleben nachgewiesen werden.

In fortgeschrittenen, nicht-therapierefraktären Krankheitsstadien der Lymphogranulomatose *Hodgkin* kann durch die Hochdosis-Therapie und autologe Transplantation bei ca. 50% der Patienten eine Vollremission induziert werden. Der Anteil der Patienten, der sich nach mehr als zweijähriger Beobachtungszeit in anhaltender Vollremission befindet, wird mit ca. 40% angegeben. Inwieweit das Krankheits- bzw. Ausbreitungsstadium, der histologische Subtyp oder andere Faktoren bei Patienten mit Morbus Hodgkin die Resultate der Hochdosis-Therapie beeinflussen, ist gegenwärtig offen. Die Indikation zur autologen Transplantation wird grundsätzlich bei nicht Therapie-refraktären Rezidiven gegeben sein, falls sich nicht Kontraindikationen aufgrund der vorausgegangenen Therapie ergeben (z. B. erheblich eingeschränkte proliferative Kapazität des Markes nach Kombinations-Polychemotherapie und totaler nodaler Bestrahlung oder Bestrahlung im Bereich des Beckens).

Die soliden Tumoren mit den höchsten Ansprechraten auf die Hochdosis-Therapie sind im Erwachsenenalter kleinzellige Bronchialkarzinome, Ovarial- bzw. nicht-seminomatöse testikuläre Karzinome und Mammakarzinome. Bei Patienten mit nicht Therapie-refraktären Tumorrezidiven kann bei 30%–70% eine objektive Tumorregression nachgewiesen werden, während bei nicht-kleinzelligen Bronchialkarzinomen, Knochen- und Weichteilsarkomen, gastrointestinalen Tumoren, malignen Melanomen und Hirntumoren die Resultate mit Ansprechraten unter 20% enttäuschend sind. Bei keiner der genannten Tumorentitäten ergibt sich gegenwärtig ein Anhalt dafür, daß die Hochdosis-Therapie mit autologer Transplantation im Rahmen der Primärtherapie zu einer Verminderung der Rezidivraten oder zu einer Verlängerung der Remissionsdauer beiträgt. Die bisherigen präliminären Ergebnisse sprechen ferner gegen das Konzept einer Steigerung des antineoplastischen Effektes mit Hilfe der Hochdosis-Therapie als früher oder später Konsolidierungs-Therapie. Die bei den respondierenden Tumorentitäten beschriebenen Ansprechraten stellen jedoch die Basis für Studien dar, die die Effektivität dieser Therapiemodalität bei nicht-refraktären Tumorrezidiven oder nur partiellem Ansprechen auf die Primärtherapie im Vergleich zu konventionellen Sekundärtherapie-Protokollen prüfen sollen.

Kindliche Tumoren, die sich durch hohe Sensitivität gegenüber der Hochdosis-Therapie auszeichnen, sind vor allem Nephroblastome (Wilms-Tumoren) und Neuroblastome. Insbesondere beim Neuroblastom des Ausbreitungsstadiums IV in kompletter oder sehr guter partieller Remission scheint die Hochdosis-Therapie sowohl zu einer Verlängerung des krankheitsfreien Überlebens als auch der Gesamt-Überlebenswahrscheinlichkeit zu führen. Es bleibt jedoch unklar, ob dieser Therapieansatz beim Neuroblastom wirklich kurativ ist, da auch nach mehr als zweijähriger Beobachtungszeit kein Plateau der Überlebenskurven erreicht ist und die Rezidivwahrscheinlichkeit zwischen zwei und vier Jahren ca. 50% beträgt.

Zusammenfassend unterstützen die bislang vorliegenden präliminären klinischen Resultate bei respondierenden Tumorentitäten konzeptionell den Wert einer Dosiseskalation der zytotoxischen Behandlung über die unter konventioneller Therapie häufig Dosis-limitierende Knochenmarktoxizität zur Steigerung der antineoplastischen Wirksamkeit. Es wird zukünftig unter Berücksichtigung relevanter prognostischer Faktoren darauf ankommen, diejenigen Tumorerkrankungen und Krankheitsstadien zu definieren, in denen bestimmte Formen der Hochdosis-Therapie zu einer Bereicherung des therapeutischen Spektrums maligner Erkrankungen beitragen können.

12. Ausblick

Die allogene und syngene Knochenmarktransplantation haben weltweit einen festen Platz bei der Behandlung einiger lebensbedrohlicher Erkrankungen des hämatopoetischen Systems gefunden. Auch die autologe Transplantation zeigt ermutigende Ergebnisse, die allerdings noch zu überprüfen sind.
Trotz all dieser Fortschritte bleiben jedoch noch viele ernste Probleme, die gelöst werden müssen. Prophylaxe und Therapie von Graft-versus-Host-Reaktionen sind sicherlich noch unbefriedigend, doch zeichnen sich neue Möglichkeiten ab. Zu prüfen ist z. B. der In-vivo-Einsatz von monoklonalen Anti-T-Zell-Antikörpern. Auch gibt es Hinweise, daß Thalidomid eine Wirkung bei GvHR haben kann. Begonnen haben Studien über den Effekt von Wachstumsfaktoren und Lymphokinen nach allogener oder autologer Knochenmarkverpflanzung. Einige Zentren versuchen, das Marktransplantat in vitro zu manipulieren (Purging, positive Stammzellanreicherung, T-Zell-Depletion, Stammzellexpansion, Gentransfer mit Hilfe retroviraler Vektoren und ähnliches). Auch alternative Stammzellquellen wie Fremdspender, verstorbene Multi-Organspender oder fetale Leber werden derzeit geprüft.
Zweifelsohne würde die Einführung von weiteren potenten Virustatika die klinischen Ergebnisse verbessern helfen. Wichtig sind auch weitere Anstrengungen, einerseits die Toxizität der Konditionierungsprotokolle zu mildern, andererseits ihre immunsuppressive und antileukämische Wirkung zu verbessern.
Es wird allgemein erwartet, daß die Knochenmarktransplantation weiter an Bedeutung gewinnen wird und die klinischen Ergebnisse noch verbessert werden können.

13. Empfehlungen zur HLA-Typisierung und MLC-Testung

1. HLA-A, B, C + MLC zwischen Patient, Eltern und Geschwistern.
- Zum Zeitpunkt der Testung sollte keine zytostatische Therapie stattfinden oder eine Therapiepause von mindestens 5 Tagen eingehalten werden;
- falls eine Therapiepause nicht eingehalten werden kann, wird nur die HLA-A, B, C-Typisierung vorgenommen und die MLC zu einem späteren Zeitpunkt nachgeholt.

2. Bei HLA-A, B, C + MLC- (HLA-D) Kompatibilität wird kurz vor der Transplantation eine Kreuzprobe zwischen Patienten-Serum und Spender-Lymphozyten zum Ausschluß spenderspezifischer Antikörper durchgeführt (cross-match).

3. Bei HLA-A, B, C-Inkompatibilität, jedoch MLC- (= HLA-D) Kompatibilität wird eine HLA-DR, DQ-Typisierung zur Abklärung der Diskrepanz, die auf einem Crossing-Over oder anderen Rekombinationen beruhen könnte, durchgeführt.
- Bei HLA-DR + MLC-Kompatibilität wird ein Cross-match vor der Transplantation durchgeführt.

4. Wenn kein Spender im engeren Familienkreis gefunden werden kann, kann eine Suche in der erweiterten Familie sinnvoll sein:
- HLA-DR, DQ-Typisierung des Patienten und der Eltern wird durchgeführt.
- Geschwister des Elternteils mit dem selteneren Haplotyp, welche Nachkommen haben, werden HLA-A, B, C und DR, DQ typisiert.
- Bei Haploidentität oder HLA-DR-Übereinstimmung werden die Ehepartner bzw. deren Nachkommen HLA-A, B, C und DR, DQ typisiert.
- Bei HLA-DR-Kompatibilität wird MLC mit Kinetik durchgeführt.

5. Wenn kein intrafamiliärer Spender identifiziert werden kann, ist die Frage einer Spendersuche in der nicht-verwandten Bevölkerung zu prüfen.

MLC-Testung

1. Chronische myeloische Leukämie
- MLC nur in der chronischen Phase
- keine Blasten in der Peripherie

- weniger als 15×10^9/l Blutleukozyten
- davon zwischen 10% und 20% Lymphozyten
- bei zytostatischer Chemotherapie fünftägige Therapiepause
- bei Interferon-Therapie keine Therapiepause notwendig

2. Akute Leukämien
- MLC-Testung nach Abschluß der Remissionsinduktions-Therapie, sobald normale Blutbildverhältnisse bestehen.

3. Panmyelopathien
- erforderliche Leukozyten- bzw. Lymphozytenzahl muß ggf. durch entsprechend größere Blutmenge gewonnen werden.

4. Bei normalem Blutbild werden je 20 ml heparinisiertes Blut für:
- HLA-A, B, C
- HLA-A, B, C und DR, DQ oder
- MLC-Test

benötigt.

14. Anschriften

Deutsche Arbeitsgemeinschaft für Knochenmarktransplantation

Vorsitzender: Prof. Dr. med. U. W. Schaefer
Klinik und Poliklinik für Knochenmarktransplantation
Universitätsklinikum der GHS Essen
Hufelandstr. 55, D-4300 Essen 1, Tel.: 0201/723-3137

Sekretär: Priv.-Doz. Dr. med. G. Ehninger
Medizinische Klinik II der Universität Tübingen
Otfried-Müller-Straße, D-7400 Tübingen, Tel.: 07071/292726

EBMT European Cooperative Group for Bone Marrow Transplantation

EBMT-Sekretär: Prof. Dr. med. Wolfgang Hinterberger
1. Medizinische Univ.-Klinik
Lazarettgasse 14
A-1090 Wien

IBMTR International Bone Marrow Transplant Registry
Statistical Center Medical College of Wisconsin
P.O.B. 26509, Milwaukee, WI 53226, Tel.: 001-414/257-8325

Zentren für Knochenmarktransplantation in der Bundesrepublik Deutschland

Essen:	Universitätsklinikum Essen Medizinische Einrichtungen der Universität GHS Essen Hufelandstr. 55, D-4300 Essen 1
Auskunft: (Erwachsene)	Klinik und Poliklinik für Knochenmarktransplantation Prof. Dr. med. U. W. Schaefer/Dr. med. D. W. Beelen Tel.: 02 01/7 23-31 37/31 23
Auskunft: (Kinder)	Zentrum für Kinderheilkunde Abteilung für Pädiatrische Onkologie und Hämatologie Prof. Dr. med. W. Havers/Frau Dr. med. B. Stollmann Tel.: 02 01/7 23-24 53/23 51
Berlin:	Universitätsklinikum Rudolf Virchow Standort Charlottenburg
Auskunft: (Erwachsene)	Innere Medizin und Poliklinik mit Schwerpunkt Hämatologie und Onkologie Spandauer Damm 130, 1000 Berlin 19 Prof. Dr. D. Huhn/Prof. Dr. W. Siegert Tel.: 0 30/30 35-25 94/25 33
Auskunft: (Kinder)	Abteilung Pädiatrie II/Hämatologie und Onkologie Heubnerweg 6, 1000 Berlin 19 Prof. Dr. G. Henze Tel.: 0 30/32 03-3 04/3 19
Freiburg:	Albert-Ludwigs-Universität
Auskunft: (Erwachsene) nur autolog!	Medizinische Klinik, Abteilung I Hugstetter-Str. 55, D-7800 Freiburg i. Br. Dr. M. Henke Tel.: 07 61/2 70-34 01/35 56

Anschriften

Hannover:	Medizinische Hochschule Hannover Konstanty-Gutschow-Str. 8, D-3000 Hannover 61
Auskunft: (Erwachsene)	Abteilung Hämatologie und Onkologie Prof.Dr. H. Poliwoda/Dr. H. Link Tel.: 05 11/5 32-30 20/35 15
Auskunft: (Kinder)	Abteilung Pädiatrische Hämatologie-Onkologie Prof. Dr. H. Riehm/Dr. W. Ebell Tel.: 05 11/5 32-61 18
Heidelberg:	Ruprecht-Karls-Universität Heidelberg
Auskunft: (Erwachsene) nur autolog!	Medizinische Poliklinik Hospitalstr. 3, D-6900 Heidelberg 1 PD Dr. M. Körbling Tel.: 0 62 21/56-54 14/56 46
Kiel:	Christian-Albrechts-Universität Kiel Metzstr. 53–57, D-2300 Kiel 1
Auskunft: (Erwachsene)	II. Medizinische Klinik und Poliklinik im Städt. Krankenhaus Kiel Prof. Dr. H. Löffler/Dr. N. Schmitz Tel.: 04 31/51 13-2 11
Auskunft: (Kinder)	Universitäts-Kinderklinik Schwanenweg 20 Prof. Dr. M. Rister Tel.: 04 31/5 97-16 22
München:	Klinikum Großhadern D-8000 München 70
Auskunft: (Erwachsene)	Medizinische Klinik III Marchioninistr. 15 Prof. Dr. W. Wilmanns/Prof. Dr. H. J. Kolb Tel.: 0 89/70 95-25 50/23 56/31 33

Auskunft: (Kinder)	Kinder-Poliklinik der Universität Pettenkoferstr. 8a Frau Prof. Dr. Ch. Bender-Götze Tel.: 0 89/51 60-36 89
	Kinderklinik der Universität im Dr. v. Haunerschen Kinderspital Lindwurmstr. 4 Prof. Dr. R. J. Haas Tel.: 0 89/51 60-28 11/28 56
Tübingen:	Eberhard-Karls-Universität Tübingen
Auskunft: (Erwachsene)	Medizinische Klinik II Otfried-Müller-Straße, D-7400 Tübingen 1 Prof. Dr. Waller/PD Dr. G. Ehninger Tel.: 0 70 71/29-44 78/27 26
Auskunft: (Kinder)	Kinderklinik der Universität Hämatologische Abteilung Rümelinstr. 23, D-7400 Tübingen 1 Prof.Dr. D. Niethammer/Dr. R. Dopfer Tel.: 0 70 71/29-47 44/47 35
Ulm:	Medizinische Klinik der Universität Ulm
Auskunft: (Erwachsene)	Abteilung Innere Medizin III Steinhövelstr. 9, D-7900 Ulm Prof. Dr. H. Heimpel/PD Dr. R. Arnold Tel.: 07 31/1 79-23 20/23 21/24 49
Auskunft: (Kinder)	Zentrum für Kinderheilkunde Prittwitzstr. 43 Universität Ulm Dr. W. Friedrich Tel.: 07 31/1 79-44 20

15. Literatur

Übersichtsarbeiten

F. R. Appelbaum, L. D. Fisher, E. D. Thomas et al.: Chemotherapy v. marrow transplantation for adults with acute nonlymphocytic leukemia. A five-year follow-up. Blood *72:* 179–184 (1988).

J. F. Apperley, F. R. Mauro, J. M. Goldman et al.: Bone marrow transplantation for chronic myeloid leukaemia in first chronic phase: importance of a graft-versus-leukaemia effect. Br. J. Haemat. *69:* 239–245 (1988).

D. W. Beelen, K. Quabeck, H. K. Mahmoud et al.: Allogeneic bone marrow transplantation for acute leukaemia or chronic myeloid leukaemia in the fifth decade of life. Eur. J. Cancer clin. Oncol. *23:* 1665–1671 (1987).

M. M. Bortin: Acute graft-versus-host disease following bone marrow transplantation in humans: Prognostic factors. Transplant. Proc. *19:* 2655–2657 (1987).

M. M. Bortin: Bone marrow transplantation in leukemia using family donors other than HLA-identical siblings: A preliminary report from the International Bone Marrow Transplant Registry. Transplant. Proc. *19:* 2629–2631 (1987).

C. D. Buckner, J. D. Meyers, S. C. Springmeyer et al.: Pulmonary complications of marrow transplantation. Exp. Hematol. *12:* 1–5 (1984).

R. Champlin: Bone marrow transplantation for acute leukemia: A preliminary report from the International Bone Marrow Transplant Registry. Transplant. Proc. *19:* 2626–2628 (1987).

R. H. Herzig, A. J. Barrett, E. Gluckman et al.: Bone-marrow transplantation in high-risk acute lymphoblastic leukaemia in first and second remission. Lancet *i:* 786–789 (1987).

H. J. Kolb: Knochenmarktransplantation in der Bundesrepublik Deutschland. Dtsch. Ärztebl. *83:* 2226–2234 (1986).

P. J. Martin, J. A. Hansen, R. Storb, E. D. Thomas: Human marrow transplantation: An immunological perspective; in Dixon, Advances in Immunology, Vol. 40, pp. 379–438 (Academic Press, Orlando 1987).

J. D. Meyers: Infection in bone marrow transplant recipients. Am. J. Med. *81:* 27–38 (1986).

J. D. Meyers: Prevention and treatment of cytomegalovirus infection after marrrow transplantation. Bone Marrow Transplantation *3:* 95–103 (1988).

J. Neuser: Kinder mit Störungen der Immunabwehr in Isoliereinheiten: Übersicht zu psychischen Veränderungen. Praxis der Kinderpsychologie und Kinderpsychiatrie *37:* 43–48 (1988).

G. W. Santos: History of bone marrow transplantation; in Nathan, Bone Marrow Transplantation, pp. 611–639 (W. B. Saunders, London, Philadelphia, Toronto 1983).
U. W. Schaefer, D. W. Beelen, H. K. Mahmoud et al.: Bone marrow transplantation in acute leukemia; in Büchner, Schellong, Hiddemann, Urbanitz, Ritter, Acute Leukemias, pp. 213–216 (Springer, Berlin, Heidelberg 1987).
C. Simons, R. Arnold: Retrospective study of subjective experience of BMT: preliminary results. Bone Marrow Transplantation *2:* 260 (1987).
R. Storb: Critical issues in bone marrow transplantation. Transplant. Proc. *19:* 2774–2781 (1987).
R. Storb, H. J. Deeg, L. Fisher et al.: Cyclosporine v. Methotrexate for graft-v.-host disease prevention in patients given marrow grafts for leukemia: Long-term follow-up of three controlled trials. Blood *71:* 293–298 (1988).
K. M. Sullivan, H. J. Deeg, J. E. Sanders et al.: Late complications after marrow transplantation. Semin. Hematol. *21:* 53–63 (1984).
R. S. Weiner, K. A. Dicke: Risk factors for interstitial pneumonitis following allogeneic bone marrow transplantation for severe aplastic anemia: A preliminary report. Transplant. Proc. *19:* 2639–2642 (1987).
D. J. Winston, W. G. Ho, R. E. Champlin et al.: Infectious complications in bone marrow transplantation. Exp. Hematol. *12:* 205–215 (1984).

Bücher

D. W. van Bekkum, B. Löwenberg (Eds.): Bone marrow transplantation (Marcel Dekker, New York, Basel 1985).
S. J. Baum, G. W. Santos, F. Takaku (Eds.): Recent advances and future directions in bone marrow transplantation. Experimental Hematology Today – 1987 (Springer, New York, Berlin, Heidelberg 1987).
R. P. Gale (Ed.): Recent advances in bone marrow transplantation. UCLA Symposia on Molecular and Cellular Biology, New Series, Volume 7 (Alan R. Liss, New York 1983).